公民健康生活指导

GONGMIN JIANKANG SHENGHUO ZHIDAO

杨海峰　马乐　主编

陕西新华出版传媒集团

陕西科学技术出版社
Shaanxi Science and Technology Press

———— 西　安 ————

图书在版编目（CIP）数据

公民健康生活指导 / 杨海峰，马乐主编 . — 西安：
陕西科学技术出版社，2020.8
ISBN 978-7-5369-7841-6

Ⅰ . ①公⋯ Ⅱ . ①杨⋯ ②马⋯ Ⅲ . ①公民教育－健
康教育－中国 Ⅳ . ① R193

中国版本图书馆 CIP 数据核字 (2020) 第 134442 号

公民健康生活指导

杨海峰　马乐　主编

总 策 划	张　炜
策　　划	崔　斌　宋宇虎
责任编辑	付　琨　潘晓洁　高　曼
责任校对	赵爱玲
封面设计	曾　珂
出 品 人	崔　斌

出 版 者	陕西新华出版传媒集团　陕西科学技术出版社
	西安市曲江新区登高路 1388 号陕西新华出版传媒产业大厦 B 座
	电话（029）81205187　传真（029）81205155　邮编710061
	http://www.snstp.com
发 行 者	陕西新华出版传媒集团　陕西科学技术出版社
	电话（029）81205180　81206809
印　　刷	西安牵井印务有限公司
规　　格	787mm×1092mm　16 开本
印　　张	7.25
字　　数	100 千字
版　　次	2020 年 8 月第 1 版
	2020 年 8 月第 1 次印刷
书　　号	ISBN 978-7-5369-7841-6
定　　价	35.00 元

《公民健康生活指导》
编 委 会

主编单位	陕西省卫生健康委员会
	陕西新华出版传媒集团
主　编	杨海峰　马乐
编写人员	杨海峰　马乐　杨明轩　蔺婧　于莲
	范亚慧　李昭芳　刘曦　李晓慧　晏妮
	张鲍明　李光明　王嘉琪　师昕　刘偲佼
	石丽娟　顾英　吴文静　张琦一　胡瀚月
绘　图	南迪

前　言

　　庚子年来临之际，新型冠状病毒肺炎（Corona Virus Disease 2019，COVID-19，简称新冠肺炎）以迅雷不及掩耳之势降临我国，疫情的实时发展动态也得到民众的广泛关注。在全民抗击疫情的关键时刻，党中央高度重视，科学安排部署。全国多个省市先后启动公共卫生事件Ⅰ级应急响应并积极备战。各界人士身先士卒，医无私，军无惧，商解囊。每一个中国人也都在尽自己的最大努力打赢疫情防控阻击战。

　　随着疫情研究的逐渐深入及治疗工作的有序开展，人们逐渐由最初的草木皆兵状态慢慢回归理性，也迫切需要一套系统的自我防护方法及长期的健康生活方式指导。基于此，在陕西省卫生健康委员会的指导下，陕西新华出版传媒集团、陕西科学技术出版社决定联合策划出版《公民健康生活指导》。

　　本书以健康生活方式核心信息为基础，介绍了包括"新冠肺炎"在内的多种传染病的发病原因和预防方法，从合理膳食、适量运动、心理平衡、良好生活习惯和防病习惯养成、科学用药和合理就医等方面进行全方位的健康生活方式指导。有助于民众树立健康生活意识，养成健康生活方式，避免或减少疾病影响，提升健康水平，拥有良好的健康生活质量。本书内容既重点突出，又系统全面，兼实用简洁、图文并茂于一体，是一本指导民众理性认识、科学对待突发传染病，学会自我保护，养成健康生活方式的医学科普图书。

　　本书由于编写时间有限，难免存有疏漏，敬请各位专家和读者提出宝贵意见。

编　者

2020 年 2 月

目　录

第 1 章 ［ 健康状态 ］

1. 健康是什么? 2

2. 生命轨迹怎么走? 2

3. 健康与疾病怎样动态变化? 3

4. 病耻感怎么会毁了人生? 4

5. 健康积累为什么是长寿的源泉? 5

6. 健康与幸福如何互融互促? 6

7. 自评健康怎么做? 7

8. 忽视异常健康状态提示的危害有多大? 9

第 2 章 ［ 科学预防传染病 ］

1. 新型冠状病毒是什么? 12

2. 感染新型冠状病毒的症状有哪些? 12

3. 哪些人群属于可疑暴露者和疑似病例? 13

4. 如何有效预防新型冠状病毒感染? 13

5. 如何区分感冒、流感和新冠肺炎? 15

6. 普通居家人员如何做好健康防护? 16

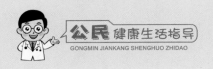

7. 出行人员如何做好健康防护? 17

8. 居家隔离人员如何做好健康防护? 18

9. 普通家庭如何做好居家消毒? 19

10. 如何选择口罩? 19

11. 如何正确佩戴口罩? 20

12. 如何正确洗手? 21

13. 预防呼吸道传染病的关键措施有哪些? 22

14. 为什么提高身体抗病能力可降低传染病感染风险? 22

15. 为什么养成良好的卫生习惯就能很好预防肠道传染病? .. 23

16. 肠道传染病的早期预防措施有哪些? 23

17. 预防乙肝的关键措施有哪些? 24

18. 怎样更好地预防肺结核病? 25

19. 艾滋病危害大,关键的预防措施有哪些? 25

20. 怀疑或发现感染艾滋病病毒应怎么办? 27

21. 预防疟疾的关键措施是什么? 27

22. 如何预防人感染禽流感? 29

23. 如何预防鼠疫? 30

24. 如何预防流行性出血热? 31

第 3 章 [合理膳食]

1. 乱吃野味有哪些危害? 34

2. 轻型、普通型及康复期新冠肺炎患者的营养膳食有何要求? .. 35

3. 对重症型患者如何进行营养治疗? 36

4. 如何做好防控新冠肺炎一线工作者营养膳食指导? 37

5. 如何做好新冠肺炎疫情期一般人群防控用营养膳食指导? .. 38

6. 为什么要食物多样化? 39

7. 如何保证足量的谷类食物摄入，并做到粗细搭配? 39

8. 为什么要多吃蔬果? 40

9. 如何科学食用乳制品? 41

10. 常吃适量的鱼、瘦肉有哪些好处? 42

11. 为什么要多吃大豆及其制品? 43

12. 怎样科学用油? 44

13. 怎样限制盐摄入? 45

14. 怎样合理搭配一日三餐? 46

15. 怎样做到足量合理饮水? 47

16. 食用膳食纤维有哪些建议? 48

17. 怎样正确食用滋补品? 48

第 4 章 ［ 适量运动 ］

1. 居家隔离时怎样做到适量运动? 51

2. 如何养成规律运动的习惯? 53

3. 如何把运动变成为人人健康处方? 54

4. 怎样做到合理运动? 55

5. 常见疾病的运动康复处方有哪些? 56

6. 如何通过运动提升肌肉关节功能? 58

7. 如何有效避免运动损伤? 59

第 5 章 ［ 心理平衡 ］

1. 突发灾害发生后，如何做好心理保健? 61

2. 怀疑有心理问题时应怎么办? 62

3. 良好的睡眠怎样促进身心健康? 62

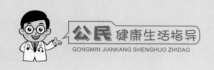
4. 为什么有效的人际沟通能减少心理行为问题的发生？ 63

5. 怀疑患有抑郁症怎样正确应对？ 64

6. 如何自评抑郁？ 65

7. 怀疑患有焦虑症怎样正确应对？ 67

8. 如何自评焦虑？ 68

9. 心理紧张如何正确应对？ 69

10. 如何克服新型冠状病毒疫情带来的焦虑心理？ 70

11. 如何克服新型冠状病毒疫情中的恐慌心理？ 72

12. 如何培养自得其乐的个性？ 73

第6章 良好的生活习惯养成

1. 为什么要戒烟？ 76

2. 被动吸烟有害健康吗？ 76

3. 为什么饮酒应限量？ 77

4. 经常开窗通风对预防疾病有什么作用？ 77

5. 良好的饮食卫生习惯对预防疾病有什么作用？ 78

6. 怎样养成科学睡眠的好习惯？ 78

第7章 良好的防病习惯养成

1. 怎么判断自己是否肥胖？ 81

2. 预防肥胖有哪些健康要求？ 82

3. 如何通过控制饮食和积极运动控制体重？ 82

4. 为什么定期检测血脂很重要？ 83

5. 为什么定期测量血压很重要？ 84

6. 为什么早发现糖尿病的高危人群很重要？ 85

7. 为什么防治心血管疾病的关键是预防和控制各种危险因素？ 86

8. 糖尿病患者如何更好地预防新冠肺炎？ 87

9. 高血压患者如何更好地预防新冠肺炎？ 88

10. 癌症患者如何更好地预防新冠肺炎？ 89

11. 心脑血管疾病患者如何更好地预防新冠肺炎？ 90

12. 慢阻肺患者如何更好地预防新冠肺炎？ 91

13. 孕产妇如何预防新冠肺炎？ 91

14. 癌症可防可治的关键措施是什么？ 92

15. 养宠物应如何做好防病措施？ 93

第 8 章　〔 **科学用药　合理就医** 〕

1. 怀疑自己感染了新型冠状病毒怎么办？ 96

2. 新冠病毒肺炎用药治疗有哪些问题？ 97

3. 中医药有预防新冠肺炎的作用吗？ 97

4. 如何看病更有效？ 99

5. 怎样才能有助于疾病早日康复？ 100

6. 如何防止抗生素滥用？ 101

7. 怎样做到安全用药？ 102

8. 如何预防药物依赖？ 103

第 **1** 章

健康状态

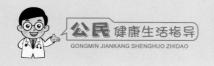
1 健康是什么?

　　健康是什么,健康由哪几部分组成。各有各的说法,各有各的理解,很难有一个统一标准。在追求健康的道路上,必须有一个方向性的引领,才能使每个人有科学的健康蓝图,对这一健康蓝图理解得越全面、深入、细致,人们的健康就越有保障。按世界卫生组织提出的"健康是一种个人躯体、心理与社会和谐融合的完美状态,并非是仅仅没有疾病或虚弱"的健康概念,从3个维度建立健康全景的思维模式,来实现全生命周期健康的大健康观。

　　在这3个维度追求健康的基础上,不仅要求一定的力度,同时要求各维度的弹性度相协调,只有这样,才能全面抵御各种健康危害因素,达到真正健康。

2 生命轨迹怎么走?

　　人类生命的开始都是精子与卵子神秘的结合。

　　婴儿往往带着一声啼哭,来到人间。结束子宫内的小环境,开始了人间的生命历程。人间的生命健康轨迹就此启动,其大致经历了快速增长期、高位运行期、漫长的功能衰老期、最后死亡的一个变化过程。生命全程功能变化趋势如下图所示,快速增长期大致在0~35岁之间,这是人们身体成长、知识积累、心智锻炼提升的关键期。高位运行期大致在35~55岁之间,这一时段,人们的精力旺盛,体力、智力最强,经验丰富,

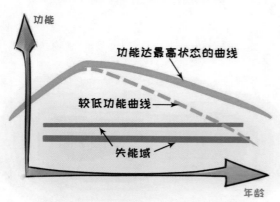

生命全程功能变化趋势

功能

功能达最高状态的曲线

较低功能曲线

失能域

年龄

能为服务社会做出更多事情，能最大化人生价值。55岁后，人们的脏器功能开始出现老化，虽有丰富的经验支撑着服务的事业，但常常心有余而力不足。

为了更好地实现全生命周期健康，我们必须做好孕期保健，为快速增长期打牢健康基础，在高位运行期最大化人生价值，功能衰老期要尽量减少衰老的斜率，使衰老变缓、变慢，不要过早、过快进到失能期。要实现这些目标，必须有健康全景，坚持健康四大基石。

3 健康与疾病怎样动态变化？

我们描绘的健康全景是以现代健康观为基础的。把健康的解释扩大到生理、心理、社会等多方面，把人作为整体看待，把人作为社会人看待；把健康看作是一个动态的、变化的过程；把健康放到人类社会的广阔背景中。

亚健康是介于健康与疾病之间的健康低质量状态，其体验也是介于健康与疾病之间的中间状态，三者是一个不断动态变化的过程。

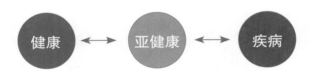

亚健康居中，其上游与健康重叠，下游与疾病重叠，重叠部分与健康或疾病状态难分。亚健康的可逆是相对容易的，疾病的可逆是相对复杂的，而且有些疾病几乎是不可逆的。

健康、亚健康、疾病在人群中的分布大致是健康15%，患病15%，亚健康70%。发现和控制亚健康就显得非常重要。防止亚健康演变成疾病，促使亚健康逆转恢复健康；防止疾病出现并发症；促进全面健康。控制亚健康要做到早发现、早诊治、早调整。

健康到疾病是人体自身抗病能力与健康危害因素不断斗争的变化过程，斗争的力量变化会导致疾病发生的危险性变化。在不同时期，预防干预和临床干

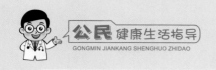
预手段和作用不同，预后效果也不同。下图很好地展示了疾病变化及预防干预、临床干预的作用和效果。

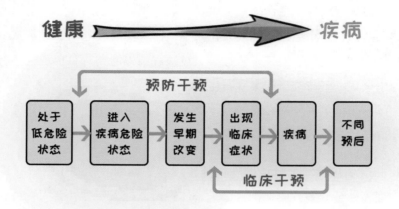

4 病耻感怎么会毁了人生？

对疾病的认识要有全新的看法，除了生理方面会导致疾病外，心理、社会适应不良也会产生疾病。认识到这一点，就不容易对心理疾病、职业枯竭等心理、社会适应不良等造成的疾病有病耻感，将有助于疾病康复。

对患有精神分裂症的患者，人们的歧视和偏见仍然广泛存在，对于精神疾病依然是谈病色变。这种歧视和偏见所形成的病耻感既不利于患者康复，也会对患者造成不必要的伤害。

精神疾病不仅是心理问题，也有着特殊的生理原因。美国科学家詹姆斯·法隆有一个著名的三角凳构想，即我们可以从 3 个方面来考量包括心理变态在内的精神疾病的生成。这 3 个方面分别是基因病变、大脑损伤以及环境因素（如早期的生理／心理虐待）。但完善的家庭呵护和优良的后天教养，以及外部环境对于人格塑造确实有着巨大的影响。基因的缺陷可以通过后天的家庭、外部环境与爱得到弥补。

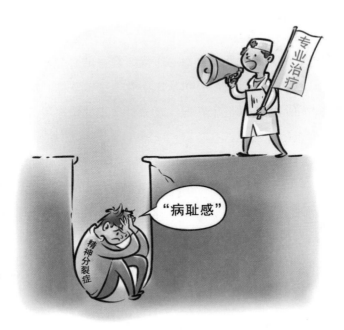

在这一理论指导下，对精神心理疾病来说，需要复原的不仅仅是患者，更是整个家庭。缺乏"病识感"，背负"病耻感"，觉得这个病"很丢人"，是精神病患者及家属的普遍想法。增加对精神疾病知识的了解，接受系统治疗，勇敢面对，是战胜疾病、走出阴霾的最好办法。

5 健康积累为什么是长寿的源泉？

大多数人都无法活到基因"指定"的年龄，因为行为和生活方式对寿命的影响远比基因大得多。换言之，长寿是由日常生活中的健康细节一点一滴积累而成的，如果从现在起就开始健康积累大计，寿命将比想象的要长很多。健康积累可以从以下几个方面开始：

（1）从饮食积累。人要生存离不开吃，吃也是决定生命长短的首要因素。科学家建议，要在坚持食物品种多样、营养比例均衡的基础上，注重健康饮食

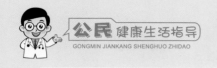
的细节。

日本人坚持喝奶可使人均寿命增加7.2岁。每周吃5次坚果的人能够多活近3年。这得益于坚果类食物富含对心脏健康有益的养分。

（2）从运动积累。运动益寿，可从以下几个细节关注，如做点儿家务、多走路。从走路就可判断人的健康状况。老人每次走的距离越长，速度越快，走得越轻松，寿命也就越长。

（3）从精神积累。愉快的情绪对长寿的贡献绝对不可低估。如赞美，保持一颗感恩的心，时常赞美别人会活得更加健康，如清晨对妻子说"你真美"、对同事说声"谢谢"等。再比如幽默，幽默可以使人更健康，多笑可使寿命增加8年。所以，从现在开始就多看喜剧电影、多听相声、多讲笑话为自己增寿吧！

（4）从防病积累。疾病是人类长寿路上最大的绊脚石，请记住：预防胜于治疗。而早治疗尤胜于晚治疗。常在家测血压，保持口腔健康，男人勤于检查前列腺等都可延长寿命。

（5）从其他细节积累。找个好伴侣可使人年轻6.5岁，离婚会增加孤寂感，加速白细胞的老化，长寿需要两个人来维系。勤动脑可延年4.6岁。经常做游戏、看书、上网，可使脑子高速运转，保持头脑的清晰敏捷，延缓衰老和痴呆。

在未来追求健康长寿的道路上，我们不仅要追求更长平均期望寿命，更要追求更长健康期望寿命。

6 健康与幸福如何互融互促？

福，是一部中华民族的历史，是人们孜孜追求福禄寿喜财的历史。"五福"的第一福是"长寿"，第二福是"富贵"，第三福是"康宁"，第四福是"好德"，第五福是"善终"。五福合起来才能构成幸福美满的人生。

"五福"与生理、心理、社会适应良好的新的健康全景有着密切联系。五福临门的一福"长寿"是命不夭折而且福寿绵长，有了健康能福寿绵长；二福"富贵"是钱财富足而且地位尊贵，一个人拥有健康的体魄，为社会及他人谋福利，能得到物质财富，赢得别人尊重；三福"康宁"是身体健康而且心灵安宁，这就是生理健康和心理健康的表现；四福"好德"是生性仁善而且宽厚宁静，良好的行为习惯是人们健康的主要影响因素，生性仁善而且宽厚的人必然健康宁静；五福"善终"是能预先知道自己的死期，生理健康、心理健康、社会适应良好的人必定会善终的。

幸福感是指人类基于自身的满足感与安全感而主观产生的一系列欣喜与愉悦的情绪。影响幸福感的因素与影响健康的因素密不可分。

一是心理健康与幸福感之间存在正向关系。家庭幸福感较高的人群特征包括健康状况良好、社会交往融洽、社会信任度高、拥有较高安全感、家庭收入较高以及受教育程度较高。幸福本身就意味着良好的心理状态。

二是社会适应良好增加了幸福感。社会交往对家庭幸福感具有重要影响。良好的社会适应就是和谐的人际关系建立，不同角色功能的很好发挥。

三是良好的信任环境和信任关系更容易让人感到幸福。具有信任感的人，无论是对人、做事还是思考问题，都容易呈现积极的态势，可以减少互动成本，有利于社会稳定和谐。信任感会增加安全感，安全感又是影响健康的主要因素。提升信任度不仅增进健康，也能提升幸福。信任别人以及被别人信任，在某种程度上都意味着更容易有家庭幸福感和个人幸福感。人与人之间多一份信任，生活就多一份幸福。

基于健康全景的健康是生理、心理、社会适应良好的健康，与幸福在内涵上有许多一致。健康与幸福互融互促，努力追求健康，也就在追求幸福及美好的未来。

7 自评健康怎么做？

自评健康，又称自测健康，是个体对其健康状况的主观评价和期望。自测

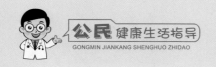

健康是一种最常用的可获得个体全面健康状况的测量方法，基于个体对自身生理、心理、社会适应等方面的认识，将主观和客观的健康信息融合在一起，形成对自身总体健康状况的认识，是反映目前健康状况和预测未来健康非常好的指标。

目前使用较为普遍的健康自评量表有 48 个条目，这些条目分别涉及自测生理健康、心理健康、社会健康 3 个维度。

涉及个体生理健康的有身体症状与器官功能，日常生活功能，身体活动功能指标等。反映身体症状与器官功能的有视力、听力、食欲情况等；反映日常生活功能的有自己穿衣服、吃饭、梳理、承担日常的家务劳动的情况；反映身体活动功能的有弯腰、屈膝、上下楼梯、步行等活动能力情况。是与同龄人相比，从总体上对身体健康状况做评价。

涉及个体心理健康的有正向情绪，心理症状与负向情绪，认知功能。对未来和目前的生活状况，自信、安全感、幸福感。另外有心情、心境、掌控感、思维辨识能力等。是从总体上认为自己的心理健康状况如何。

涉及社会适应良好方面的有社会角色活动与社会适应，社会资源与社会接触，社会支持。是与同龄人相比，从总体上评价社会功能（如人际关系、社会交往等）。

健康总体自测是指与同龄人相比健康状况如何。每项理论最高值是 10，最小值为 0；自测生理健康、自测心理健康、自测社会健康 3 个评定分子量和自测健康评定量表总分的理论最高值分别为 170，150，120，440；理论最小值均为 0。

健康自评量表为比较全面地了解健康状况提供了模板，如有机会可在专业机构指导下全面做一次健康自评，以后根据量表的项目内容定期开展健康自评。如果没有机会去专业机构做健康自评，也应该采用上述量表项目和自评方法定期对自己的健康状况做自评，及时了解自己身体健康状况。

8 忽视异常健康状态提示的危害有多大？

某人猝死，家人和同事会说昨天还好好的，怎么能突然离开。诧异和不解常萦绕在脑海。难道真的会突然离开而没有一点迹象吗？在现实生活中，有许多对健康状况及疾病信息留心者，在觉知到猝死的早期迹象后，早早采取措施避免了猝死发生。为了更好地保障健康和预防意外，我们要积极响应身体给健康的提示，客观真实地反映这些信息，结合自己的身体状况，认真总结分析，找出适合自己的健康规律。也只有这样总结的规律，才能真正意义上转化成健康的行动。

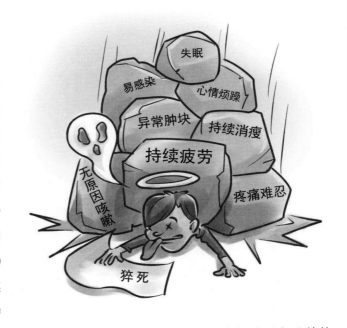

身体出现的一些症状或不适，经过休息和适当的调理后很快消失，就不用太在意；对于出现的一些超强度或长时间持续的症状，则要高度警惕。特别要注意以下情况：①持续疲劳，休息不能缓解；②持续疼痛难忍；③持续咳嗽而无明确原因；④长期易感染；⑤身体某部位肿块或淋巴结肿大，抗感染治疗不缩小反增大；⑥身体长期消瘦；⑦心里异常烦躁不安及其他严重情绪反应等超出正常的表现。身体出现的超常信号常常预示着危重疾病的发生。像猝死的发生，其本人身体必然出现过超常信号，只是本人没有注意而未觉知。这也就提示我们要认真对待身体发出的健康提示信号，身体一旦出现超常信号，就要尽早检查自己的健康状况，生命是否承受着超负荷的运转，身

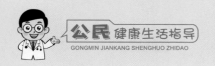
心是否受到超强度健康危害，异常行为方式是否影响着健康，人体的防御体系是否出现故障，等等。通过分析比较得出身体的状况，准确找出心理、行为方式等存在的问题及健康危害因素，有针对性地采取科学的健康行动。

积极响应身体给健康的提示，采取健康行动主要靠自身，在不能对提示信息做出正确合理的反应时，要积极主动寻求专业机构帮助，适当调理，积极治疗，或改变自身的一些不良行为，或远离各种可能的有害健康因素等，养成适合自身的健身方式，保障健康。

第 2 章

科学预防传染病

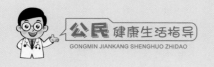

1 新型冠状病毒是什么？

冠状病毒属于套氏病毒目、冠状病毒科、冠状病毒属，是一类具有囊膜、基因组为线性单股正链的 RNA 病毒，是自然界广泛存在的一大类病毒，是目前已知 RNA 病毒中基因组最大的病毒。冠状病毒仅感染脊椎动物，与人和动物的多种疾病有关，可引起人和动物呼吸系统、消化系统和神经系统疾病。

冠状病毒是一大类病毒，已知会引起疾病，患者表现为从普通感冒到重症肺部感染等不同临床症状，如中东呼吸综合征（MERS）和严重急性呼吸综合征（SARS）。此次武汉发现的新型冠状病毒 2019-nCoV 是一种以前尚未在人类中发现的新型冠状病毒。

新型冠状病毒有包膜，颗粒呈圆形或椭圆形，常为多形性，直径 60 ～ 140nm。其基因特征与 SARSr-CoV 和 MERSr-CoV 有明显区别。目前研究显示与蝙蝠 SARS 样冠状病毒（bat-SL-CoVZC45）同源性达 85% 以上。体外分离培养时，2019-nCoV 96h 左右即可在人呼吸道上皮细胞内发现，而在 VeroE6 和 Huh-7 细胞系中分离培养约需 6d。

对冠状病毒理化特性的认识多来自对 SARS-CoV 和 MERS-CoV 的研究。病毒对紫外线和热敏感，56℃ 30min、乙醚、75% 酒精、含氯消毒剂、过氧乙酸和氯仿等脂溶剂均可有效灭活病毒，氯己定不能有效灭活病毒。

根据目前的证据，可以确定新型冠状病毒可以持续人传人。目前已经确定的传播途径主要是呼吸道飞沫传播（打喷嚏、咳嗽等）和接触传播（用接触过病毒的手挖鼻孔、揉眼睛等）。

2 感染新型冠状病毒的症状有哪些？

新型冠状病毒感染的一般症状有：发热、乏力、干咳，逐渐出现呼吸困难；部分患者起病症状轻微，甚至可无明显发热。严重症状有：急性呼吸窘迫综合征、脓毒症休克、难以纠正的代谢性酸中毒、出凝血功能障碍。从目前收治的病例情况看，多数患者预后良好，少数患者病情危重，甚至死亡。

3 哪些人群属于可疑暴露者和疑似病例？

可疑暴露者是指暴露于新型冠状病毒检测阳性的患者、野生动物、物品和环境，且暴露时未采取有效防护的加工、售卖、搬运、配送或管理等人员。

疑似病例指发病前 14d 有本地病例持续传播地区的旅行史或居住史；发病前 14d 内曾经接触过来自有本地病例持续传播地区的发热或有呼吸道症状的患者；有聚集性发病或与新型冠状病毒感染者有流行病学相关。同时，符合以下临床表现：

（1）发热。发热 37.3℃以上。

（2）具有肺炎影像学特征，即早期呈现多发小斑片影及间质改变，以肺外带明显。进而发展为双肺多发磨玻璃影、浸润影，严重者可出现肺实变，胸腔积液少见。

（3）发病早期白细胞总数正常或降低，或淋巴细胞计数减少。

4 如何有效预防新型冠状病毒感染？

新型冠状病毒是一种新发病毒，所有人都易感。如何预防新型冠状病毒感染成为越来越多人关注的话题。针对新型冠状病毒的特点和传染病流行规律，有效预防新型冠状病毒感染必须做到以下几点：

（1）避免去疫情高发区，并且如果有亲戚朋友是住在疫情高发区的，告诉他暂时不要往来了。

（2）避免去人流密集的场所，如超市、市场等。

（3）保持室内通风。必要时可以购买空气消毒喷雾除菌剂。

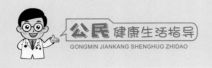
（4）注意个人卫生。勤洗手，用肥皂或者洗手液洗手，打喷嚏或咳嗽不宜对着他人，用纸巾捂住口鼻。

（5）外出佩戴医用口罩。

（6）可以使用免洗手消毒凝胶擦手，也可以用酒精消毒棉片擦拭玩具、手机等用品。

（7）必要时还可以佩戴抗病毒护目镜。

（8）可以适当口服抗病毒口服液，或者多吃含维 C 的食物以提高自身免疫力。

（9）多运动，增强体质。

（10）如果出现发烧，咳嗽，感冒等症状时，应及时去定点医院发热门诊就医并且佩戴口罩。

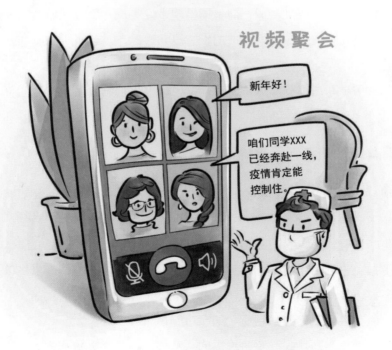

5 如何区分感冒、流感和新冠肺炎？

正确区分感冒、流感和新冠肺炎对做好冬春季传染病防治有重要作用，特别是在新冠肺炎流行期间，在对发热门诊预检分诊中及时区别出可疑的新冠肺炎，对减少传染有重要作用。感冒、流感和新冠肺炎的病原、发病特点及临床表现如下表：

疾病 / 项目	普通感冒	流行性感冒	新冠肺炎
致病源	主要由常见的呼吸道病毒感染所造成，不是传染病	流感病毒所导致的呼吸道传染病，包括甲型流感病毒和乙型流感病毒	新型冠状病毒引发的传染病，有明确的流行病学史
发病时间	全年均发，没有明显的季节性	全年都可发病，高发季节主要是冬、春季	2019年底新发病的疾病
症状	鼻塞、流鼻涕、打喷嚏；可能会发烧，一般是低中度发烧，持续1~3d，基本3~5d可以自愈；肌肉疼痛或者乏力的全身症状很少见	发烧明显，常常是高热，一般是3~5d，一周左右才能自愈；常常伴有全身症状，包括肌肉疼痛、乏力、头疼	目前已经确诊的病例主要症状包括发热、咳嗽、乏力，可以有呕吐、腹痛、腹泻等症状
严重程度和易感人群	全年龄段人群都易感，没有并发症，严重程度非常低，几乎没有致死病例	全人群易感，有高危人群，比如小于5岁的儿童，尤其是小于2岁的儿童，超过65岁的老人、肥胖人群、孕妇及免疫抑制患者、慢病患者。可能引起全身各个系统的并发症，严重情况下可致死	人群普遍易感，目前来看，婴幼儿和儿童也可以发病，但是老年人和有慢性基础病的患者更为严重，甚至可以致死

普通的感冒以鼻咽喉上呼吸道的症状为主，多为打喷嚏、鼻塞，无明显发热，全身无明显不适感。伴有发热症状时，一般是超过37.3℃即为低烧，轻

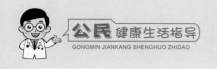
微的发热不排除是体温受外界环境的影响而发生变化。流行性感冒一般伴有发热症状，并且为3~5d的明显高热症状。此外，流感常常伴有肌肉酸痛、乏力等全身性症状。

新冠肺炎的病原体是新型冠状病毒（2019–nCoV），寄生在蝙蝠体内，目前没有疫苗可以预防。一旦感染新冠肺炎，即表明人体的呼吸道、肺部已经受到感染，有可能出现多种症状。根据国家卫健委、国家中医药管理局近日发布的《新型冠状病毒感染的肺炎诊疗方案（试行第五版）》，新冠肺炎的临床表现还包括：潜伏期一般为3~7d，最长不超过14d。重型病例多在1周后出现呼吸困难，严重者快速进展为急性呼吸窘迫综合征、脓毒症休克、难以纠正的代谢性酸中毒和出凝血功能障碍。值得注意的是，重型、危重型患者病程中可为中低热，甚至无明显发热。部分患者仅表现为低热、轻微乏力等，无肺炎表现，多在1周后恢复。

第7天是个节点，潜伏期和重症表现都相关。如果发现自己在"感冒"之后，还出现了呼吸困难、呼吸急促的情况，就应当警惕。另外，14d内有疫情高发地旅居史，或与已确诊患者有接触史、搭乘过同一车次、航班，即使没有症状，也要居家隔离至少14d，在家中要严格执行居家隔离的有关要求。若出现症状，一定要打电话联系专用救护车接送到定点医院就诊，切不可乘坐公共交通工具盲目地去就诊。

6 普通居家人员如何做好健康防护？

（1）尽量减少外出活动。避免去疾病正在流行的地区。建议疾病流行期间减少走亲访友和聚餐，尽量在家休息。减少到人员密集的公共场所活动，尤其是空气流动性差的地方，例如：公共浴池、温泉、影院、网吧、KTV、商场、车站、机场、码头、展览馆等。

（2）个人防护和手卫生。建议外出佩戴口罩。外出前往公共场所，就医和乘坐公共交通工具时，佩戴医用外科口罩或N95口罩。未接触过疑似或确诊患者且外观完好、无异味或脏污的口罩，回家后可放置于居室通风干燥处，以备下次使用。需要丢弃的口罩，按照生活垃圾分类的要求处理。

随时保持手卫生。减少接触公共场所的公用物品和部位：从公共场所返回、咳嗽手捂之后、饭前便后，用洗手液或肥皂流水洗手，或者使用含酒精成分的免洗洗手液；不确定手是否清洁时，避免用手接触口、鼻、眼；打喷嚏或咳嗽时，用手肘衣服遮住口、鼻。

（3）健康监测与就医。主动做好个人与家庭成员的健康监测，自觉发热时要主动测量体温。家中有小孩的，要早晚摸小孩的额头，如有发热要为其测量体温。

若出现可疑症状，应主动戴上口罩就近就医。若出现新型冠状病毒感染可疑症状（包括发热、咳嗽、咽痛、胸闷、呼吸困难、轻度纳差、乏力、精神稍差、恶心呕吐、腹泻、头痛、心慌、结膜炎、轻度四肢或腰背部肌肉酸痛等），应根据病情，及时去定点医院发热门诊就诊。尽量避免乘坐地铁、公共汽车等交通工具，避免前往人员密集的场所。就诊时应主动告诉医生自己的相关疾病流行地区的旅行居住史，以及发病后接触过什么人，配合医生开展相关调查。

（4）保持良好的卫生和健康习惯。居室勤开窗，经常通风。家庭成员不共用毛巾，保持家居用品清洁，勤晒衣被。不随地吐痰，口鼻分泌物用纸巾包好，弃置于有盖垃圾桶内。注意营养，适度运动。不要接触、购买和食用野生动物（即野味）；尽量避免前往售卖活体动物（禽类、海产品、野生动物等）的市场。家庭备齐体温计、医用外科口罩或N95口罩、家庭消毒用品等物资。

7 出行人员如何做好健康防护？

（1）日常生活与工作出行人员，外出前往超市、餐馆等公共场所和乘坐公共交通工具时，要佩戴口罩，尽量减少与他人的近距离接触。个人独处、自己开车或独自到公园散步等感染风险较低时，不需要佩戴口罩。

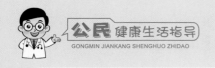

（2）出现可疑症状需到医疗机构就诊时，需佩戴不含呼气阀的颗粒物防护口罩或医用防护口罩，尽量避免乘坐地铁、公交车等交通工具，避免前往人员密集的场所。就诊时应主动告知医务人员相关疾病流行地区的旅行居住史，以及与他人接触情况，配合医疗卫生机构开展相关调查。

（3）远距离出行人员，需事先了解目的地是否为疾病流行地区。如必须前往疾病流行地区，应事先配备口罩、便携式免洗洗手液、体温计等必要物品。旅行途中，尽量减少与他人的近距离接触，在人员密集的公共交通场所和乘坐交通工具时要佩戴 KN95/N95 及以上颗粒物防护口罩。口罩在变形、弄湿或弄脏导致防护性能降低时需及时更换。妥善保留赴流行地区时公共交通票据信息，以备查询。从疾病流行地区返回后，应尽快到所在社区居民委员会、村民委员会进行登记并进行医学观察，医学观察期限为离开疾病流行地区后 14d。医学观察期间进行体温、体征等状况监测，尽量做到单独居住或居住在通风良好的单人房间，减少与家人的密切接触。

8 居家隔离人员如何做好健康防护？

（1）对与新型冠状病毒肺炎病例密切接触者，采取居家隔离医学观察。医学观察期限为自最后一次与病例、感染者发生无有效防护的接触后 14d。居家隔离人员应相对独立居住，尽可能减少与共同居住人员的接触，做好医学观察场所的清洁与消毒工作，避免交叉感染。观察期间不得外出，如果必须外出，需经医学观察管理人员批准，并要佩戴医用外科口罩，避免去人员密集场所。

（2）居家隔离人员每日至少进行 2 次体温测定，谢绝探访。尽量减少与家人的密切接触，不得与家属共用任何可能导致间接接触感染的物品，包括牙刷、香烟、餐具、食物、饮料、毛巾、衣物及床上用品等。

（3）他人进入居家隔离人员居住空间时，应规范佩戴 KN95/N95 及以上颗粒物防护口罩，期间不要触碰和调整口罩。尽量避免与居家隔离人员直接接触，如发生任何直接接触，应及时做好清洁消毒。

9 普通家庭如何做好居家消毒？

在疾病流行期间，外出回家后，应及时用洗手液和流水洗手，或用含醇洗手液或消毒剂进行手消毒。桌椅等物体表面每天做好清洁，并定期消毒；有客人（身体健康状况不明）来访后，及时对室内相关物体表面进行消毒。可选择合法有效的消毒剂或消毒湿巾擦拭消毒。室内做好通风换气，自然通风或机械通风，冬天开窗通风时，需注意避免室内外温差大而引起感冒。

物体表面可选择二氧化氯等含氯消毒剂或消毒湿巾擦拭。双手等身体其他部位皮肤建议选择有效的消毒剂，如碘伏、含氯消毒剂和过氧化氢消毒剂等手皮肤消毒剂或干手消毒剂擦拭消毒。

10 如何选择口罩？

（1）一般人群。建议普通公众、公共交通司乘人员、出租车司机、环卫工人、公共场所服务人员等在岗期间佩戴医用外科口罩，有条件且身体状况允许的情况下，可佩戴医用防护口罩。

（2）特殊人群。可能接触疑似或确诊病例的高危人群，原则上建议佩戴医用防护口罩（N95 及以上级别）并佩戴护目镜。某些心肺疾病患者，佩戴前应向专业医师咨询，并在专业医师的指导下选择合适的口罩。

（3）在非疫区空旷且通风场所不需要佩戴口罩，进入人员密集或密闭公共场所需要佩戴口罩。在疫情高发地区空旷且通风场所建议佩戴一次性使用医用口罩；进入人员密集或密闭公共场所佩戴医用外科口罩或颗粒物防护口罩。

（4）有疑似症状到医院就诊时，需佩戴不含呼气阀的颗粒物防护口罩或医用防护口罩。

（5）棉纱口罩、海绵口罩和活性炭口罩对预防病毒感染无保护作用。

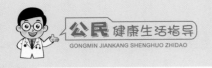
11 如何正确佩戴口罩？

（1）鼻夹侧朝上，深色面朝外（或皱褶朝下）

（2）上下拉开皱褶，使口罩覆盖口、鼻、下颌。

（3）将双手指尖沿着鼻梁金属条，由中间至两边，慢慢向内按压，直至紧贴鼻梁。

（4）适当调整口罩，使口罩周边充分贴合面部。

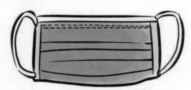

医用口罩的使用方法

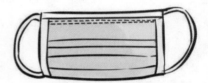

口罩颜色深的是正面，正面朝外，而且医用口罩还有鼻夹金属条。

颜色比较浅的一面正对脸部。

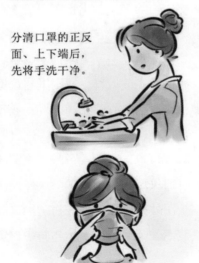

分清口罩的正反面、上下端后，先将手洗干净。

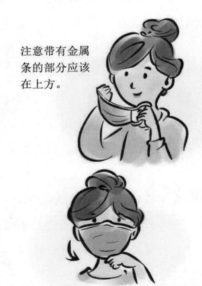

注意带有金属条的部分应该在上方。

口罩佩戴完毕后，用手压紧鼻梁两侧的金属条，使口罩上端紧贴鼻梁。

然后向下拉伸口罩，使口罩不留有褶皱，覆盖住鼻子和嘴巴。

建议每2~4h更换一次，如口罩变湿或沾到分泌物也要及时更换。

12 如何正确洗手?

（1）在流水下，淋湿双手。

（2）取适量洗手液（肥皂），均匀涂抹至整个手掌、手背、手指和指缝。

（3）认真洗手，具体操作如下：

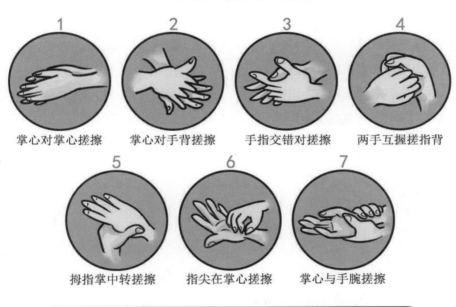

七步洗手法

1 掌心对掌心搓擦

2 掌心对手背搓擦

3 手指交错对搓擦

4 两手互握搓指背

5 拇指掌中转搓擦

6 指尖在掌心搓擦

7 掌心与手腕搓擦

·彻底有效洗手 ·每次40~60s ·洗手在流水下进行

（4）在流水下彻底冲净双手。

（5）擦干双手，取适量护手液护肤。

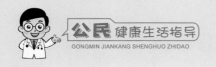

13 预防呼吸道传染病的关键措施有哪些?

预防呼吸道传染病应保持个人手的清洁。呼吸道传染病患者的鼻涕、痰液等呼吸道分泌物中含有大量的病原体。手接触分泌物后,可通过握手,使用或接触衣物、文具、门把手、钱币等造成病原体的传播和扩散。

预防呼吸道传染病要做到:

一是勤洗手,按照上述要求正确洗手。

二是减少病毒通过咳嗽或打喷嚏等方式传播。患者或病原携带者在呼吸、咳嗽、打喷嚏时将带有细菌或病毒的呼吸道分泌物散布到空气中,易感的人随呼吸吸入或接触等方式感染后,经过一定时间的潜伏期就会发病。

保护健康要求做到:

(1)不随地吐痰。

(2)咳嗽、打喷嚏没有纸巾、手帕或来不及时,建议用胳膊肘遮挡口鼻。

(3)保持空气流通,室内按照居室通风要求做到通风换气。

14 为什么提高身体抗病能力可降低传染病感染风险?

积极锻炼身体,可增强体质,有效提高自身免疫系统的活力;规律的生活作息和均衡的膳食可提高人体自身的抗病能力;当人体受凉时,呼吸道血管收缩,血液供应减少,局部抵抗力下降,病毒容易侵入。

保护健康要求做到:

(1)应遵循"循序渐进、持之以恒"的锻炼原则,根据个人情况选择合适的锻炼方式,如散步、慢跑等。

(2)保持正常的生活规律,避免过度劳累,保证充足的睡眠,减少心理压力,以提高机体抵御疾病的能力。

(3)注意均衡饮食,适度增加营养,少吃辛辣食物,多吃清淡、易消化和富含维生素的水果蔬菜等食物。

（4）根据天气变化适时增减衣服，避免着凉。

15 为什么养成良好的卫生习惯就能很好预防肠道传染病？

正确洗手是个人卫生的基础，保持手部清洁卫生是降低腹泻等肠道传染病和肺炎等呼吸道传染病患病风险的最有效和最廉价方法之一。在日常生活中，如果忽视手部卫生，将导致腹泻、流感、手足口病、沙眼等疾病传播的概率大大增加。

健康行为：

（1）按要求正确洗手。

（2）下列情况下必须洗手：①在接触眼睛、鼻子及嘴前。②吃东西及处理食物前。③上厕所后。④当手接触到呼吸道分泌物污染时，如打喷嚏、咳嗽和擤鼻涕后。⑤护理患者后。⑥触摸过公共设施，如电梯扶手、升降机按钮及门柄后。⑦接触动物或家禽后。⑧外出回家后。

（3）洗手注意事项：①最好用流动的水洗手，如有的地区不具备条件，可用水盆洗，与上述七步洗手法步骤相同，只是最后需换一盆清水将双手冲洗干净。②洗手时用肥皂揉搓双手，全部的洗手时间为 40~60s，才能达到有效的清洁。

16 肠道传染病的早期预防措施有哪些？

日常的饮用水及食物如果被病原体污染，经过口腔进入肠道，这些病原体在肠道内繁殖且散发毒素，破坏肠黏膜组织，引起肠道功能紊乱和损害，严重影响身体健康，人体一旦被传染，患者由粪便中排出病原体，病原体将再次污染他人，这样的传染病就是肠道传染病。肠道传染病包括细菌引起的细菌性痢疾、伤寒、副伤寒、霍乱、副霍乱以及食物中毒等；阿米巴原虫引起的阿米

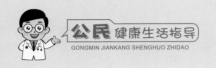

巴痢疾；相关病毒引起的病毒性肝炎、脊髓灰质炎（小儿麻痹）等。腹痛、腹泻、恶心、呕吐等胃肠道症状是肠道传染病的早期症状。大多数传染病在发病早期传染性最强，识别肠道传染病的早期症状，做到早发现、早报告、早隔离、早治疗，不但能提高治疗效果，而且可防止疫情扩散。

早期预防的健康要求：

（1）发生腹痛、腹泻、恶心、呕吐等肠道症状时，要及时去就近的医疗机构诊断和治疗，以免延误病情。

（2）出现群体肠道传染病现象，应在去医院的同时及时向疾病预防控制中心报告，并保留残留食物。

17 预防乙肝的关键措施有哪些？

乙型肝炎病毒（HBV）是引起乙型肝炎（简称乙肝）的病原体。乙肝病毒是通过接触受感染的血液或其他体液而传染，而不是日常接触，日常生活和工作接触不会传播乙肝病毒。乙肝病毒携带者在生活、工作、学习和社会活动中不对周围人群和环境构成威胁，可以正常学习、就业和生活。HBV感染是全球性的公共卫生问题，随着基因工程疫苗的生产和投入，乙肝疫苗的普及率逐年上升，感染率呈下降趋势。

乙肝是一种病毒性传染病，引起肝脏损害，造成急性和慢性疾病。乙型肝炎可以通过安全、有效的疫苗来预防。

预防乙肝的健康要求：

（1）新生儿接种乙肝疫苗是预防乙肝的关键。新生儿出生后要及时并全程接种3针乙肝疫苗。

（2）其他乙肝高危人群也要及时注射乙肝疫苗。主要包括乙肝高发区人群；医务人员，接触血液的人员；多次接受输血及血制品的患者；阳性者家庭成员，尤其是其配偶等。

（3）避免不必要的注射、输血和使用血液制品，使用安全自毁型注射器或经过严格消毒的器具，杜绝医源性传播。

（4）正确理解乙肝传播途径，消除对乙肝患者的歧视，为乙肝患者提供正常的学习、工作环境。

18 怎样更好地预防肺结核病？

肺结核病是由结核分枝杆菌感染引起的一种慢性呼吸道传染病，主要通过吸入肺结核患者咳嗽、打喷嚏时喷出的飞沫传播。出现咳嗽、咯痰2周以上的症状，应及时就诊。及时发现和治疗肺结核患者是防止肺结核传播的最有效手段。国家为初诊的肺结核可疑症状者免费提供1次痰涂片（3份痰标本）和普通X光胸片检查；为活动性肺结核患者免费提供国家统一方案的抗结核药物、治疗期间的痰涂片检查（3次或4次，每次2份痰标本）和治疗结束时的1次普通X光胸片检查（初、复治患者各提供1次免费检查）。

预防肺结核病的健康要求：

（1）勤洗手、多通风、强身健体可以有效预防肺结核。

（2）咳嗽、打喷嚏掩口鼻，不随地吐痰可减少肺结核的传播。

（3）出现咳嗽、咯痰2周以上的症状，应及时到结核病防治机构（包括疾控中心、结核病防治所和结核病定点医院等机构）就诊。

（4）肺结核患者要坚持完成全程规范治疗，这是治愈肺结核、避免形成耐药的关键。任何治疗方案的改变应通过医生决定。

19 艾滋病危害大，关键的预防措施有哪些？

艾滋病由感染艾滋病病毒（HIV病毒）引起。HIV是一种能攻击人体免疫系统的病毒，它把人体免疫系统中最重要的CD4T淋巴细胞作为主要攻击目标，大量破坏该细胞，使人体丧失免疫功能。因此，人体易于感染各种疾病，

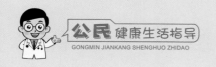

并可发生恶性肿瘤，病死率较高。HIV 在人体内的潜伏期平均为 8～9 年，患艾滋病以前，可以没有任何症状地生活和工作多年。艾滋病是一种危害大、病死率高的严重传染病，通过性接触、血液和母婴 3 种途径传播。艾滋病病毒感染者及病人的血液、精液、阴道分泌物、乳汁、伤口渗出液中含有大量艾滋病病毒，具有很强的传染性。安全套是用优质天然乳胶制成的圆筒状薄膜套，能避免直接接触性伴的体液，可减少感染艾滋病、性病的危险。共用注射器静脉吸毒是感染和传播艾滋病的高危险行为。应避免不必要的注射、输血和使用血液制品。输入被艾滋病病毒污染的血液或血液制品，使用未经严格消毒的手术、注射、针灸、拔牙、美容等进入人体的器械，都能传播艾滋病。

预防艾滋病健康要求：

（1）正确使用质量合格的安全套（避孕套）可大大减少感染和传播艾滋病、性病的危险。

（2）妇女应主动使用女用安全套或要求对方在性交时使用安全套。

（3）安全套不能重复使用，每次使用后应打结、丢弃。

（4）拒绝毒品。

（5）不幸染上毒瘾的人，要尽早戒除毒瘾。

（6）对于暂时无法戒除毒瘾的人，可采用美沙酮替代疗法和针具交换的方法。

（7）提倡无偿献血。

（8）避免不必要的输血和注射，使用经艾滋病病毒抗体检测的血液和血液制品。

（9）使用一次性或自毁型注射器。如没有条件，注射器具必须做到一人一针一管，一用一消毒。

（10）理发、美容、修脚等服务行业所用的刀、针和其他刺破或擦伤皮肤的器具必须经过严格消毒。

20 怀疑或发现感染艾滋病病毒应怎么办?

感染了艾滋病病毒的妇女通过妊娠、分娩和哺乳有可能把艾滋病传染给胎儿或婴儿。在未采取预防措施的情况下,约1/3的胎儿和婴儿会受到感染。怀疑或发现感染艾滋病病毒的孕妇应到有关医疗机构进行咨询,接受医务人员的指导和治疗。

怀疑或发现感染艾滋病病毒要做到:

(1)孕妇在怀孕早期发现感染艾滋病病毒,应向医生咨询,充分了解艾滋病对胎、婴儿和自身的潜在危害,自愿选择是否继续妊娠。

(2)感染艾滋病病毒的孕产妇如果选择终止妊娠,应到当地医疗卫生机构寻求咨询和终止妊娠的服务。

(3)感染艾滋病病毒的孕产妇如果选择继续妊娠,应到当地承担艾滋病抗病毒治疗任务的医院或妇幼保健机构,寻求免费预防母婴传播的抗病毒药物和婴儿检测服务。

(4)感染艾滋病病毒的产妇应进行婴儿喂养咨询,对所生婴儿实行人工喂养,避免母乳喂养和混合喂养。并在婴儿第12个月和第18个月进行免费艾滋病病毒抗体检测。

21 预防疟疾的关键措施是什么?

疟疾俗称"打摆子""发疟子""半日子",是经按蚊叮咬或输入带疟原虫者的血液而感染疟原虫所引起的虫媒传染病,可防可治。寄生于人体的疟原虫共有4种,即间日疟原虫、三日疟原虫、恶性疟原虫和卵形疟原虫。在我国主要是间日疟原虫和恶性疟原虫,其他2种少见,近年偶见国外输入的一些病例。不同的疟原虫分别引起间日疟、三日疟、恶性疟及卵圆疟。本病主要表现为周期性规律发作,全身发冷、发热、多汗,长期多次发作后,可引起贫血和脾肿大。是通过蚊子叮咬传播的。当蚊虫叮咬疟疾患者时,患者血液里的疟原

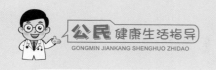

虫就被蚊虫吸入，经过 10d 左右在蚊体内发育后成为有感染性蚊子，当健康人被这种蚊子叮咬后就可能得疟疾。非洲、东南亚、中南美洲的一些国家和地区是疟疾高度流行区。

预防疟疾健康要求：

（1）做好个人防护，在户外可穿适当的衣物，如长袖、长裤；暴露皮肤可涂抹驱避剂。

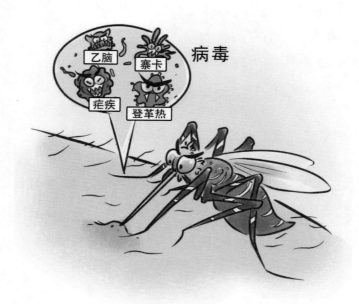

（2）做好家庭防护，可使用蚊帐、纱门、纱窗，睡前在卧室喷洒灭蚊药。

（3）在疟疾流行地区，当地群众用菊酯类灭蚊药浸泡蚊帐有良好效果。

（4）赴疟疾高度流行区工作、学习和生活，请携带青蒿素类抗疟药品和蚊帐、驱蚊剂等防护品。

（5）回国入境时，如出现发热、发冷、头痛等症状，应当主动向口岸检验检疫人员申报，以便得到及时救治。

（6）回国后 1 个月内，如出现发冷、发热、头痛等症状，应当及时到医院就诊，告知医护人员自己的出国史，便于医护人员排查疟疾。

22 如何预防人感染禽流感？

人感染禽流感，是由禽流感病毒引起的人类疾病。禽流感病毒属于甲型流感病毒，根据禽流感病毒对鸡和火鸡致病性的不同，分为高、中、低／非致病性3级。由于禽流感病毒的血凝素结构等特点，一般感染禽类，当病毒在复制过程中发生基因重配，致使结构发生改变，获得感染人的能力，才可能造成人感染禽流感疾病的发生。至今发现能直接感染人的禽流感病毒亚型有多种亚型，其中，高致病性H5N1亚型和2013年3月在人体上首次发现的新禽流感H7N9亚型尤为引人关注，不仅造成了人类的伤亡，同时重创了家禽养殖业。

禽流感主要经呼吸道传播，通过密切接触感染的禽类及其分泌物、排泄物，受病毒污染的水等，以及直接接触病毒毒株被感染。在感染水禽的粪便中含有高浓度的病毒，并通过污染的水源由粪－口途径传播流感病毒。患者发病初期表现为流感样症状，包括发热、咳嗽，可伴有头痛、肌肉酸痛和全身不适，也可以出现流涕、鼻塞、咽痛等。部分患者肺部病变较重或病情发展迅速时，出现胸闷和呼吸困难等症状。

预防人感染禽流感健康要求：

（1）减少和控制禽类（尤其是家禽）间的禽流感病毒的传播尤为重要。从散养方式向集中规模化养殖、宰杀处理和科学运输的转变，提高家禽和家畜的养殖、流通生物安全水平，从而减少人群的活禽或病死禽暴露机会。

（2）倡导和培养个人呼吸道卫生和预防习惯，做到勤洗手、保持环境清洁、合理加工烹饪食物等。

（3）做好动物和人的流感的监测。早发现、早诊断禽流感患者，及时、有效、合理地实施病例隔离和诊治。

（4）做好疾病的流行病调查和病毒学监测，不断增进对禽流感的科学认识，及时发现聚集性病例和病毒变异，进而采取相应的干预和应对措施。

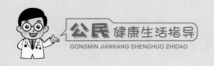

23 如何预防鼠疫？

鼠疫是由鼠疫耶尔森菌感染引起的烈性传染病，属国际检疫传染病，也是我国法定传染病中的甲类传染病，在法定传染病中位居第一位。鼠疫为自然疫源性传染病，主要在啮齿类动物间流行，鼠、旱獭等为鼠疫耶尔森菌的自然宿主。鼠蚤为传播媒介。临床表现为高热、淋巴结肿大疼痛、咳嗽、咳痰、呼吸困难、出血，以及其他严重毒血症状。本病传染性强，病死率高。鼠疫在世界历史上曾有多次大流行，我国在中华人民共和国成立前也曾发生多次流行，目前已大幅减少，但在我国西部、西北部仍有散发病例发生。

鼠疫传播主要是鼠蚤叮咬实现，通过"啮齿动物→蚤→人"的方式传播。患者呼吸道分泌物带有大量的鼠疫耶尔森菌，可经呼吸道飞沫形成人际间传播，并可造成人间鼠疫的大流行。健康人破损的皮肤黏膜与患者的脓血、痰液或与患病啮齿动物的皮肉、血液接触可发生感染。

预防鼠疫要做到：

（1）管好患者。发现疑似或确诊患者，应立即按紧急电话和网络报告疫情。将患者严密隔离，禁止探视及患者互相往来。患者排泄物应彻底消毒，患者死亡应火葬或深埋。

（2）消灭动物传染源。对自然疫源地鼠间鼠疫进行疫情监测，控制鼠间鼠疫，广泛开展灭鼠爱国卫生运动。

（3）消灭跳蚤。患者的身上及衣物上都要喷洒安全有效的杀虫剂杀灭跳蚤，灭蚤必须彻底，对猫、狗，家畜等也要喷药。

（4）加强交通及国境检疫。对来自疫源地的外国船只、车辆、飞机等均应进行严格的国境卫生检疫，实施灭鼠、灭蚤消毒，对乘客进行隔离留检。

（5）预防接种。自鼠间开始流行时，对疫区及其周围的居民、进入疫区的工作人员，均应进行预防接种。

（6）有疫情时，不要到疫区旅游。尽量减少疫区活动，避免接触啮齿类动物。去过疫区的人，如果在 14d 内突然出现发热、寒战、咳咯血、淋巴结肿痛等表现应及时就医，并如实告知医护人员自己的疫区旅行史。

24 如何预防流行性出血热？

流行性出血热，国际上又称肾综合征出血热，是一种经鼠传播、由汉坦病毒引起的，临床上以发热、出血和肾损害为主要特征的严重的急性传染病。这种病起病急，进展快，若救治不及时可引起死亡，尤其是被姬鼠携带的汉坦病毒感染，住院患者病死率可高达 10% 以上。但如果病毒感染后，能够早发现、早诊断、及时治疗，那么重症率和病死率可显著降低。其发病呈现春季和秋冬季 2 个发病高峰，秋冬季高峰（10 月到下一年 1 月）远高于春季高峰（4~6 月）。

流行性出血热是一种可预防的传染病，只要措施到位，就可以避免被病毒感染。防治的关键主要是以下 3 个方面：

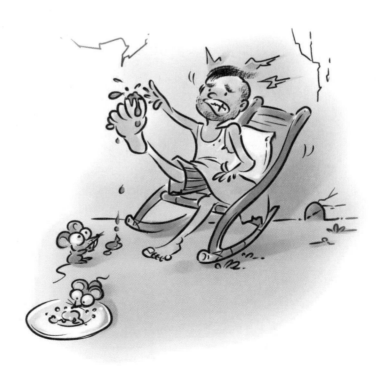

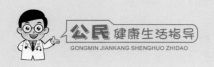

（1）防鼠灭鼠是本病预防的主导措施，防鼠为切断传播途径，灭鼠为消灭传染源。防鼠、灭鼠要做到一是确保家及工作场所无鼠；二是防止鼠进入室内；三是清扫有鼠类尿、粪污染的地方时，要适当防护；四是清扫闲置的棚屋、仓库或其他建筑时，要适当防护；五是清理捕鼠夹和鼠窝时要戴橡胶或塑料手套。

（2）疫苗接种可有效预防流行性出血热，是个人预防病毒性出血热最有效的办法。我国针对流行性出血热实行扩大免疫接种规划措施，流行区人群应接种疫苗。

（3）患者治疗采取"三早一就"，可显著降低病死率。

早发现：发现疑似病例，应尽早就医并及时向疾病控制机构报告。

早休息：发病后立即卧床休息，减少活动。

早治疗：早期治疗和预防性治疗是本病预后的决定性因素。

就近治疗：就近到规范的医疗机构治疗，避免长途转送加重病情。

第 3 章

合理膳食

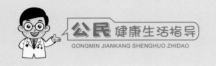

1 乱吃野味有哪些危害？

2003年，人们吃果子狸，果子狸则把自己的病菌传染给吃它肉的人，病毒开始只是从动物到人，然后从人到人，最终演变成一场世界性的非典疫情危机事件。乱吃野味的危害主要表现在以下几方面：

（1）野味可能会是传染疫病的传染源。野生动物的生存环境和家禽的生存环境完全不一样，人类不可控因素很多，野外的生存条件恶劣，很容易产生新型的细菌病毒，再经过其他动物的传播，野生动物携带病毒的规模极大，但是并不意味着其会发病和死亡。因为一些生物的身体构造和免疫系统的作用，病毒并不会对其致命。例如：蝙蝠是几十种病毒的自然宿主，但蝙蝠却不会因为这些病毒致死，但人类若以带有病毒的蝙蝠为食，就很有可能沾染上这些病毒，甚至产生致命影响。

（2）野味可能会食用有毒有害物质从而危害人类健康。野生动物和其他家禽相比，野味在进入到餐桌前缺少食品安全检测。家禽会经过安全检疫部门检疫，而野味多为国家禁止售卖，丝毫没有安全性可言。野生动物体内的有毒有害物质对其自身来说，由于多年的适应性，逐渐变化成为无毒或低毒的的物质，但对人类来说是毒性较强的物质。

所以为了人类自身的安全着想，以坚决不吃野味为好！野味的食物里面的寄生虫、细菌、病毒及有毒有害物质，即使烧过了，部分仍有致病能力，吃了这些野味食物，就会导致人类发生各种疾病，甚至瘫痪、死亡等。

（3）如果你购买了野味，就会助长猎人捕杀野味的错误行为，从而破坏大自然的生态平衡。吃野味，加快了濒危野生动物的灭绝，破坏物种多样性和威胁生态平衡。野生动物不是绿色食品，野味对人体危害极大。禁食野味，珍爱地球，尊重自然，是人类必须遵循的准则。

（4）有些野味是国家保护动物，食用它们会受到法律的制裁。抓捕、贩卖、杀害、购买珍贵野生动物均违法。在大多数人眼中，抓捕、贩卖、杀害珍贵野生动物是违法的，但对购买这些野味也会涉嫌违法并不知情。

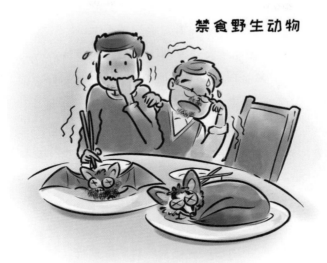

《野生动物保护法》第 27 条第 1 款规定：禁止出售、购买、利用国家重点保护野生动物及其制品。《刑法》第 341 条第 1 款规定：非法收购、运输、出售国家重点保护的珍贵、濒危野生动物及其制品的，处五年以下有期徒刑或者拘役，并处罚金；情节严重的，处五年以上十年以下有期徒刑，并处罚金；情节特别严重的，处十年以上有期徒刑，并处罚金或者没收财产。同时，《环境保护法》第六十四条规定：因污染环境和破坏生态造成损害的，应当依照《中华人民共和国侵权责任法》的有关规定承担侵权责任。

2 轻型、普通型及康复期新冠肺炎患者的营养膳食有何要求？

《新型冠状病毒肺炎诊疗方案》（试行第五版 修正版）将新型冠状病毒肺炎临床进行分型，分别是轻型、普通型、重型和危重型 4 型，不同型别新冠肺炎有不同的治疗方案和要求。营养膳食对新冠肺炎康复有很好的促进作用。轻型、普通型及康复期新冠肺炎患者的营养膳食要求：

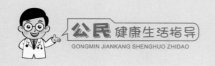
（1）能量要充足。每天摄入谷薯类食物 250~400g，包括大米、面粉、杂粮等；保证充足蛋白质，主要摄入优质蛋白质类食物（每天 150~200g），如瘦肉、鱼、虾、蛋、大豆等，尽量保证每天 1 个鸡蛋，300g 的奶及奶制品（酸奶能提供肠道益生菌，可多选）；通过多种烹调植物油增加必需脂肪酸的摄入，特别是单不饱和脂肪酸的植物油，总脂肪供能比达到膳食总能量的 25%~30%。

（2）多吃新鲜蔬菜和水果。蔬菜每天 500g 以上，水果每天 200~350g，多选深色蔬果。

（3）保证充足饮水量。每天 1500~2000mL，多次少量，主要饮白开水或淡茶水。菜汤、鱼汤、鸡汤等也是不错的选择。

（4）坚决杜绝食用野生动物，少吃辛辣刺激性食物。

（5）食欲较差进食不足者、老年人及慢性病患者，可以通过营养强化食品、特殊医学用途配方食品或营养素补充剂，适量补充蛋白质以及 B 族维生素和维生素 A、维生素 C、维生素 D 等微量营养素。

（6）保证充足的睡眠和适量身体活动。身体活动时间不少于 30min。适当增加日照时间。

3 对重症型患者如何进行营养治疗？

重症型患者常伴有食欲下降，进食不足，使原本较弱的抵抗力更加"雪上加霜"。要重视危重症患者的营养治疗，为此提出序贯营养支持治疗原则：

（1）少量多餐。每日 6~7 次食用利于吞咽和消化的流质食物，以蛋、大豆及其制品、奶及其制品、果汁、蔬菜汁、米粉等食材为主，注意补充足量优质蛋白质。在病情逐渐缓解的过程中，可摄入半流质状态、易于咀嚼和消化的食物，随病情好转逐步向普通膳食过渡。

（2）如食物未能达到营养需求，可在医生或者临床营养师指导下，正确使用肠内营养制剂（特殊医学用途配方食品）。对于无法正常经口进食的重症患者，可放置鼻胃管或鼻腔肠管，应用重力滴注或肠内营养输注泵泵入营养液。

（3）在食物和肠内营养不足或者不能的情况下，对于严重胃肠道功能障碍的患者，需采用肠外营养以保证其基本营养需求。在早期阶段应达到营养摄入量的60%~80%，待病情减轻后再逐步补充能量及营养素达到全量。

（4）患者营养方案应该根据机体总体情况、出入量、肝肾功能以及糖脂代谢情况而制订。

4 如何做好防控新冠肺炎一线工作者营养膳食指导？

新冠肺炎疫情发生以来，全国上下投入大量人员和物资用于防控工作。这些人员包括直接从事医疗救治、防疫消杀、检验检测等广大医务工作者，还有指挥调度、物资保障等相关人员。他们既要保证防疫救治的顺利进行，又要做好自身防护。一线工作者面对严峻的防控形势，在缺休息、物资保障不到位的情况下，承受巨大的身心双层压力。因此，做好一线工作者营养膳食指导就非常重要。

为进一步做好对战斗在疫情防控斗争第一线的医务人员的关心关爱工作，帮助他们解决实际困难，解除后顾之忧，根据平衡膳食原则，结合实际提出如下要求：

（1）保证每天足够的能量摄入。建议男性能量摄入10046~11302kJ/d、女性8790~9628kJ/d。

（2）保证每天摄入优质蛋白质，如蛋类、奶类、畜禽肉类、鱼虾类、大豆类等。

（3）饮食宜清淡，忌油腻。可用天然香料等进行调味以增加医护人员的食欲。

（4）多吃富含B族维生素、维生素C、矿物质和膳食纤维等的食物，合理搭配米面、蔬菜、水果等，多选择油菜、菠菜、芹菜、紫甘蓝、胡萝卜、西红柿及橙橘类、苹果、猕猴桃等深色蔬果，菇类、木耳、海带等菌藻类食物。

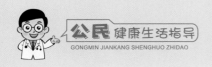

（5）每日饮水量尽可能达到1500~2000mL。

（6）工作忙碌、普通膳食摄入不足时，可补充性使用肠内营养制剂（特殊医学用途配方食品）和奶粉、营养素补充剂，每日额外口服营养补充能量1674~2512kJ，保证营养需求。

（7）采用分餐制就餐。避免相互混合用餐，降低就餐过程中的感染风险。

（8）医院分管领导、营养科、膳食管理科等，应因地制宜，及时根据一线工作人员身体状况，合理设计膳食，做好营养保障。

5 如何做好新冠肺炎疫情期一般人群防控用营养膳食指导？

做好一般人群的营养膳食指导，增强免疫力，既有利于疫情防控，又有利于健康保障。新冠肺炎疫情期，一般人群防控用营养膳食指导要做到以下几点：

（1）食物多样，谷类为主。每天的膳食应有谷薯类、蔬菜水果类、畜禽鱼蛋奶类、大豆坚果类等食物，注意选择全谷类、杂豆类和薯类。

（2）多吃蔬果、奶类、大豆。做到餐餐有蔬菜，天天吃水果。多选深色蔬果，不以果汁代替鲜果。吃各种各样的奶及其制品，特别是酸奶（相当于每天液态奶300g）。经常吃豆制品，适量吃坚果。

（3）适量吃鱼、禽、蛋、瘦肉。鱼、禽、蛋和瘦肉的摄入要适量，少吃肥肉、烟熏和腌制肉制品。杜绝食用野生动物。

（4）少盐少油，控糖限酒。清淡饮食，少吃高盐和油炸食品。足量饮水，成年人每天7~8杯（1500~1700mL），提倡饮用白开水和茶水；不喝或少喝含糖饮料。成人应限酒，男性一天饮用酒的酒精量不超过25g，女性不超过15g。

（5）吃动平衡，健康体重。在家也要天天运动，保持健康体重。食不过量，不暴饮暴食，控制总能量摄入，保持能量平衡。减少久坐时间，每小时起来动一动。

（6）杜绝浪费，兴新食尚。珍惜食物，按需备餐，提倡分餐和使用公筷、公勺。选择新鲜、安全的食物和适宜的烹调方式。食物制备生熟分开、熟食二次加热要热透。学会阅读食品标签，合理选择食品。

6 为什么要食物多样化？

食物可分为五大类：谷类及薯类；动物性食物；奶类、豆类和坚果；蔬菜、水果和菌藻类；油脂等纯能量食物。任何一种天然食物都不能提供人体所需的全部营养素。平衡膳食必须由多种食物组成，才能满足人体各种营养需求，达到合理营养、促进健康的目的。

食物多样化的健康要求：

（1）每天保证谷类及薯类，动物性食物，奶类、豆类和坚果，蔬菜、水果和菌藻类，纯能量食物五大类食物都能吃到。

（2）按照同类互换、多种多样的原则调配一日三餐。同类互换就是以粮换粮、以豆换豆、以肉换肉。如大米可与面粉或杂粮互换，瘦猪肉可与等量的鸡、鸭、牛、羊、兔肉等互换，鲜牛奶可与羊奶、酸奶、奶粉等互换。尽可能选择品种、形态、颜色、口感多样的食物，并变换烹调方法。

（3）如果由于条件所限，无法采用同类互换时，也可以暂用豆类代替乳类、肉类，或用蛋类代替鱼、肉。不得已时也可用花生、瓜子、榛子、核桃等坚果代替大豆或肉、鱼、奶等动物性食物。

（4）食物选择时也应考虑自身的身体状况，如肥胖的人要尽可能少选择高能量、高脂肪的食物，乳糖不耐受者首选低乳糖奶及其制品。

7 如何保证足量的谷类食物摄入，并做到粗细搭配？

谷类食物是中国传统膳食的主体，是最好的基础食物，也是最便宜的能

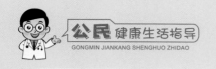
源，包括大米、面粉，如杂粮中的高粱、玉米、小米、红薯等，主要为人体提供碳水化合物、蛋白质、膳食纤维和B族维生素，是人体热能最主要的来源。以植物性食物为主的膳食可以预防心脑血管疾病、糖尿病和癌症。

足量谷类食物摄入的健康要求：

（1）保持每天适量的谷类食物摄入。一般成年人每天摄入250~400g为宜。

（2）经常吃一些粗粮、杂粮和全谷类食物。每天最好能吃50~100g。

（3）少量食用研磨得太精细的稻米和小麦。

（4）合理搭配不同种类的食物。主食做到杂与精、干与稀的平衡；副食调配要做到生熟菜搭配、荤素搭配平衡。

8 为什么要多吃蔬果？

蔬果，泛指蔬菜和水果，是中国居民膳食中食物构成的主要组成部分，富含人体必需的维生素、无机盐和膳食纤维，含蛋白质和脂肪很少。由于蔬果中含有各种有机酸、芳香物质和红、绿、黄、蓝、紫等色素成分，人们可以烹调出口味各异、花样繁多的佳肴，对增加食欲、促进消化具有重要意义。蔬菜含水分多，能量低，富含植物化学物质，是提供微量营养素、膳食纤维和天然抗氧化物的重要来源。深色蔬菜指深绿色、红色、橘红色、紫红色蔬菜，富含胡萝卜素尤其是 β－胡萝卜素。多吃蔬菜可保持身体健康，保持肠道正常功能，提高免疫力，降低肥胖、糖尿病、高血压等慢性疾病的患病风险。

多吃蔬果的健康要求：

（1）每天尽量搭配多种蔬菜食用。每天吃新鲜水果200~ 400g。

（2）尽量选择新鲜和应季蔬菜。

（3）多摄入深色蔬菜，使深色蔬菜占蔬菜量的一半。深色蔬菜如菠菜、油菜、西蓝花、韭菜、西红柿、胡萝卜、南瓜、红苋菜等。

（4）吃芋头、莲藕、山药等含淀粉较多的蔬菜时，要适当减少主食，避免能量摄入过多。

（5）少吃酱菜和腌菜。

（6）烹调蔬菜时应做到先洗后切、急火快炒、开汤下菜、炒好即食。

（7）吃新鲜卫生的水果。清洗水果时，先清洗后浸泡，浸泡时间不少于10min，然后再用清水冲洗 1 次。

（8）在鲜果供应不足时，可选择一些含糖量低的纯果汁或干果制品。果汁和干果在制作过程中会损失营养成分，如维生素 C、膳食纤维等，因此水果制品不能替代新鲜水果。

（9）成年人为了控制体重，可以在餐前吃水果（柿子等不宜在饭前吃的水果除外），有利于控制进餐总量，避免过饱。

（10）选择应季成熟的水果。反季节的水果都是通过人工条件生产出来的，或是使用激素，或是温室培育，有食品安全隐患。成熟水果所含的营养成分一般比未成熟的水果高。

9 如何科学食用乳制品？

乳制品指的是使用牛乳或羊乳及其加工制品为主要原料，加入或不加入适量的维生素、矿物质和其他辅料，使用法律法规及标准规定所要求的条件，经加工制成的各种食品。奶类营养成分齐全，组成比例适宜，容易消化吸收，且含有丰富的优质蛋白质、维生素 A、维生素 B_2 和钙质。儿童青少年饮奶有利于其生长发育，增加骨密度，从而推迟其成年后发生骨质疏松的年龄；中老年人饮奶可以减少骨质丢失，有利于骨健康。

科学食用乳制品的健康要求：

（1）注意阅读食品标签，认清食品名称，区分奶和含乳饮料。含乳饮料不是奶，配料中除了鲜奶之外，一般还有水、甜味剂和果味剂等。

（2）酸奶更适宜于乳糖不耐受者、消化不良的患者、老年人和儿童等食用。

（3）奶油、炼奶营养组成完全不同于其他奶制品，不属于推荐的奶制品。

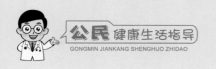
（4）肥胖人群，以及高血脂、心血管疾病和脂性腹泻患者等人群适合饮用脱脂奶和低脂奶。脱脂奶和低脂奶大大降低了脂肪和胆固醇的摄入量，同时又保留了牛奶的其他营养成分。

（5）不宜饮用刚挤出来的牛奶。刚挤出来的奶未经消毒，含有很多细菌，包括致病菌。家庭中饮用牛奶最简单的消毒方法是加热煮沸。

10 常吃适量的鱼、瘦肉有哪些好处？

鱼、禽、蛋和瘦肉是优质蛋白、脂类、脂溶性维生素、B族维生素和矿物质的良好来源。这些食物脂肪含量一般较低，并且鱼类中含有较多的多不饱和脂肪酸，对预防血脂异常和心脑血管疾病有一定作用。常吃适量的鱼（每天75~100g）、蛋（25~50g）、禽和瘦肉（50~75g），更有益于健康。

常吃适量的鱼、瘦肉的健康要求：

（1）常吃鱼类，尤其是海鱼。

（2）经常吃适量瘦肉，少吃肥肉。肥肉中以饱和脂肪酸为主，不利于心血管疾病、超重、肥胖等疾病的预防。

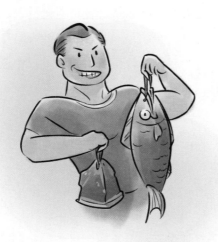

（3）蛋黄中胆固醇含量较高，正常成人每日吃1个蛋，高血脂者不宜过多食用。

（4）蛋类食物加工不宜过度加热，否则会使蛋白质过分凝固，影响口感及消化吸收。

（5）畜、禽肉烹调时可用淀粉或鸡蛋上浆挂糊，避免油炸和烟熏。

（6）尽量不吃"毛蛋""臭蛋"。

11 为什么要多吃大豆及其制品？

大豆包括黄豆、黑豆和青豆。大豆制品通常分为非发酵豆制品和发酵豆制品2类。非发酵豆制品有豆浆、豆腐、豆腐干、腐竹等。发酵豆制品有豆豉、豆瓣酱、腐乳、臭豆腐、豆汁等。大豆含有丰富的优质蛋白、不饱和脂肪酸、钙及B族维生素，是我国居民膳食中优质蛋白质的重要来源。

大豆蛋白质含量为35%~40%，除蛋氨酸外，其余必需氨基酸组成和比例与动物蛋白相似，而且富含谷类蛋白缺乏的赖氨酸，是与谷类蛋白质互补的天然理想食品。大豆中脂肪含量为15%~20%，其中不饱和脂肪酸占85%，亚油酸高达50%，还含有较多磷脂。大豆中碳水化合物含量为25%~30%，有一半是膳食纤维，其中棉籽糖和水苏糖在肠道细菌作用下发酵产生气体，可引起腹胀。大豆中含丰富的磷、铁、钙，它们在每100g大豆中的含量分别是571mg、11mg和367mg，明显多于谷类。由于大豆中植酸含量较高，可能会影响铁和锌等矿物元素的吸收利用。大豆中维生素B_1、维生素B_2和烟酸等B族维生素含量也比谷类多数倍，并含有一定数量的胡萝卜素和丰富的维生素E。此外，大豆还含有多种有益健康的成分，如大豆皂苷、大豆异黄酮、植物固醇、大豆低聚糖等。

豆制品发酵后蛋白质部分分解，较易消化吸收，某些营养素（如微生物在发酵过程中合成的维生素B_2）含量有所增加。大豆制成豆芽，除含原有营养成分外，还含有较多维生素C，因此当新鲜蔬菜缺乏时，可以每天摄入40g大豆或其制品。

多吃大豆及其制品的健康要求：

（1）多吃大豆（包括黄豆、黑豆和青豆）及其制品，可经常变换品种，如豆腐、豆腐脑、素鸡、千张、豆腐丝等。

（2）常喝豆浆，特别是对乳糖不耐受或对牛奶过敏而不能喝牛奶的人，每天早上可喝一大杯豆浆。

（3）可以选择一些豆制品作为零食，如豆腐干。

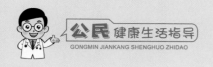

（4）熬粥时可以加入一把大豆，以增加豆制品摄入。

（5）40g 干黄豆换算成其他豆制品的重量：40g 干黄豆 =120g 北豆腐 =240g 南豆腐 =80g 豆腐干 =30g 腐竹 =700g 豆腐脑 =800g 豆浆。

（6）如果不能每天吃大豆或其制品，也可改成每周 3~4 次，每次 70~90g 黄豆（其他豆制品按照第 5 条中的量换算）。

（7）生豆浆必须先用大火煮沸，再改用文火煮 5min 左右才能喝。

12 怎样科学用油？

控制烹调用油，每人每天烹调用油摄入量不宜超过 25g 或 30g。脂肪、高胆固醇膳食（包括摄入过多的烹调油和动物脂肪）是高脂血症的危险因素。长期血脂异常可引起脂肪肝、动脉粥样硬化、冠心病、脑卒中、肾动脉硬化、肾性高血压、胰腺炎、胆囊炎等疾病。高脂肪膳食也是发生肥胖的主要原因，而肥胖是糖尿病、高血压、血脂异常、动脉粥样硬化和冠心病的独立危险因素。

科学用油的健康要求：

（1）选择有利于健康的烹调方法。烹调食物时尽可能不用烹调油或用很少量烹调油的方法，如蒸、煮、炖、焖、水滑熘、拌、急火快炒等。用煎的方法代替炸也可减少烹调油的摄入。

（2）使用控油壶。把全家每天应该食用的烹调油倒入控油壶，炒菜用油均从控油壶中取用。坚持家庭定量用油，控制总量。

（3）减少摄入的脂肪总量。从饮食中去掉油炸食品，适量食用薯条、坚果、鳄梨、黄油、奶酪和其他高脂食物，学会修改菜谱以便降低饭菜中的脂肪含量。购买食品时要阅读标签，确定脂肪含量，努力把摄入的脂肪量控制在总热量的 20% ~ 30% 范围内。

（4）努力削减饮食中的饱和脂肪酸含量。大幅减少食用肉、带皮家禽、全脂牛奶及乳制品、黄油、人造黄油、氢化油及用热带油脂和部分氢化油脂加工的食品。

（5）从饮食中去除多不饱和脂肪酸植物油。避免食用棉籽油、红花油等不健康油脂，以及用它们加工的食品。学会分辨和避开所有有害的反式脂肪酸来源：人造黄油、固态氢化植物油及用部分氢化油制造的任何产品。

（6）学会把橄榄油作为基本油脂。最好用特级初榨的浓香橄榄油。增加 ω-3 脂肪酸的摄入量。定期吃合适的鱼、亚麻油或者亚麻粉。

13 怎样限制盐摄入？

盐摄入量过多是高血压发病的一个重要危险因素。另外，吃盐过多还可增加胃病、骨质疏松、肥胖等疾病的患病风险。调查结果表明，我国居民的盐摄入量长期位居世界最前列，过去 40 年，成年人日均盐摄入量高于 10g，都远高于《中国居民膳食指南》的推荐量（6g/d）和世界卫生组织的推荐量（5g/d）。

限制盐摄入的健康要求：

（1）自觉纠正口味过咸而过量添加食盐和酱油的不良习惯，可以在烹制菜肴时放点醋等调味品，提高菜肴鲜味，帮助自己适应少盐食物。

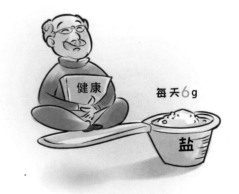

（2）菜快熟时再放盐。有些人习惯在菜刚入锅时就加入食盐。岂不知这种烹调习惯，在不知不觉中使盐量加大。菜快熟时放适量盐，这样可起到限盐、提味作用。对每天食盐摄入采取总量控制，每餐都使用限盐勺等量具，按量放入菜肴。

（3）小心食物中的隐性盐。除了食盐中含有钠外，常见含钠食物有咸菜、

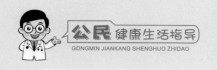

泡菜、咸肉、含麸谷物制品、黄油、鱼干、土豆片、椒盐卷饼、海藻、苏打饼干、番茄酱等。每天的盐量应根据以上食物的摄入多少而做相应的调整。

（4）查看食物标签。尽量选择含钠低的包装食品（钠的含量乘以 2.5 可以折算成食盐的量）。

（5）尽量不要喝菜汤。盐溶于水，菜汤中盐含量高。

（6）使用低钠盐。

14 怎样合理搭配一日三餐？

混合食物一般胃排空时间为 4~5h，因此，一日三餐中的两餐间隔以 4~6h 为宜。一日三餐应将食物进行合理分配，不吃早餐、晚餐吃得过饱、经常在外就餐、不科学吃零食等不健康的饮食行为可增加肥胖、糖尿病及心血管疾病的患病风险。坚持一日三餐，进餐定时定量，切忌暴饮暴食；早餐吃好，午餐吃饱，晚餐适量。

合理搭配一日三餐的健康要求：

（1）三餐定时定量，一般情况下，早餐安排在 6:30~8:30，午餐在 11:30~13:30，晚餐在 18:00~20:00。早餐所用时间为 15~20min，午、晚餐以 30min 左右为宜。早餐提供的能量应占全天总能量的 25%~30%，午餐占 30%~40%、晚餐占 30%~40% 为宜。

（2）进餐时细嚼慢咽，不宜狼吞虎咽，不宜饥一顿饱一顿。

（3）天天吃早餐，吃好早餐。早餐的食物应包括谷类、动物性食物（肉类、蛋）、奶及奶制品、蔬菜和水果等食物。不吃早餐不但不能达到减肥的目的，还会影响上午的工作效率，长此以往，还可能引起营养不良。

（4）午餐要吃饱。主食的量应在 150g 左右，另外可选择动物性食物、豆制品、蔬菜、水果等多种食物进行搭配。

（5）晚餐要适量。以脂肪少、易消化的食物为宜。晚餐的主食多选择富含膳食纤维的食物，如糙米、全麦食物。另外，可适量选择大豆或相当量的制品、蔬菜、水果。

（6）尽量在家就餐。在外就餐时应注意：点菜时要注意食物多样，荤素搭配；尽量选择用蒸、炖、煮等方法烹调的菜肴。

（7）在安静、整洁、温馨、轻松、愉快的环境中就餐。避免在餐桌上谈论不愉快的事及争吵；避免在进餐时批评、训斥和指责孩子。

（8）零食作为一日三餐之外的营养补充，可以合理选用，但不能代替正餐。

15 怎样做到足量合理饮水？

水是膳食的重要组成部分，是一切生命必需的物质，在生命活动中发挥着重要功能。在温和气候条件下，轻体力劳动的成年人每日最少饮水 1200mL。饮水不足或过多都会对人体健康带来危害。因此应该足量饮水，合理选择饮料。

足量合理饮水的健康要求：

（1）在气候比较温和的条件下，一般成年人每天应喝够 1200mL 水（约 6 杯）。

（2）饮水应少量多次，每次 1 杯，在 30min 内喝完，勿急饮。

（3）养成主动喝水的习惯，不要感到口渴时再喝。

（4）饮水最好选择白开水，少喝含糖饮料。

（5）在晨起空腹、睡前 2h 可喝 1 杯温开水。

（6）炎热天气在户外活动和运动后，及时补充足量的饮水，注意补充淡盐水，或适量饮用含矿物质和维生素的运动型饮料。

（7）不宜喝生水和反复加热的水。

（8）可以适量饮茶，对人体健康有益。但不易长期大量饮用浓茶，一般空腹和睡前也不应饮浓茶。

（9）饮用饮料后应用清水漱口，避免高糖和高酸度饮料对牙齿造成损害。

（10）喝使用玻璃或透明塑料容器的品牌瓶装水；不要喝含有氯气味的水；

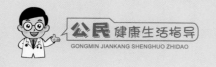

在不明确水是否干净时，尽量要喝烧开的水。

16 食用膳食纤维有哪些建议？

膳食纤维是一种多糖，既不能被胃肠道消化吸收，也不能产生能量，曾一度被认为是"无营养物质"而长期得不到足够的重视。随着营养学和相关科学的深入发展，人们逐渐发现了膳食纤维具有相当重要的生理作用。并被营养学界补充认定为第 7 类营养素，和传统的其他 6 类营养素——蛋白质、脂肪、碳水化合物、维生素、矿物质与水并列。

膳食纤维是人们所吃的植物性食物里无法消化的残余物，主要由对消化系统来说化学结构过于复杂的碳水化合物构成。饮食中足量的膳食纤维可以促进消化，使人们有规律地排便并改善大肠的生化环境，有些膳食纤维还能够帮助身体清除胆固醇，有益于心血管系统。膳食纤维摄入量低的人群结肠癌发病率非常高，反之亦然。如果摄入膳食纤维不够多，消化系统无法高效运行，就会损害健康能力。

膳食纤维的主要来源是水果、蔬菜和全谷物。非水溶性膳食纤维，如小麦麸，是调节大便的重要因素；水溶性膳食纤维，如燕麦麸，能清除胆固醇。需要膳食纤维来调节大便的人可以吃麦麸或车前草籽（一种外皮里含有膳食纤维的种子）制成的补充剂来获取膳食纤维。多吃水果、蔬菜、全谷物，以及用全谷物制成的麦片和面包更容易获得所需的膳食纤维。

17 怎样正确食用滋补品？

所有能够促进健康或帮助人们消除健康危险因素的食物都会增进健康，滋补品恰好是能做到这一点的天然产品，也是追求健康的一个重要领域。滋补品增进健康的作用，就像体育运动强健人们的肌肉一样。锻炼身体，让身体承受逐渐增加的压力，然后再放松，能够增加身体的自然复原力（弹性），这是健康最根本的特征，它决定了人们对环境压力的反应。身体越有弹性，从各种压力或伤害中复原的能力就越强。

常用的补品有人参、鹿茸、蜂蜜、龙眼肉、阿胶、银耳、燕窝、西洋参等。食用这些补品，可有效提高人体抗病能力，消除虚弱症。如果比较虚弱、缺乏活力，可吃刺五加或冬虫夏草。如果免疫力低下，容易生病，可以吃一个疗程的黄芪。如果年老力衰、性能力下降，试试人参和何首乌。人参是男人通用的优良滋补品，当归则是女人通用的优良滋补品。葱姜蒜是每个家庭厨房都不可或缺的调味品，同时，他们也是天然的补品，常吃有助人体健康。

滋补品一直都很受欢迎，随着研究的深入，人们对其健康效应及安全性有了充分认识，能更有效地发挥其价值。

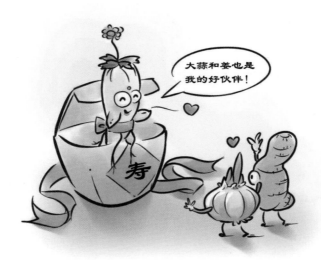

第 **4** 章

适量运动

1 居家隔离时怎样做到适量运动?

宅在家里进行"自我隔离"对防控新型冠状病毒肺炎疫情扩散效果明显。对于居家隔离的人们来说,拉伸运动可提升肌肉的力度和韧性,不仅可以防止久坐,还可以缓解疲劳、增强体质,提高身体抵抗力。全面的拉伸运动可按以下步骤进行:

(1)颈部拉伸。

收下颌(收下巴) 坐直或站直,保持下颌与眼为一平面,可以用手指顶住下巴。保持10~15s。

颈部屈伸 坐直或站直,轻轻将头部垂直向下屈,尽可能使下巴靠近胸部,保持10~15s,头回到直立的位置;再慢慢往后伸展,看向天花板,保持10~15s。

拉伸颈侧肌肉 坐直或站直,将右手置于后头顶附近,将头向右侧下拉,使下巴尽可能靠近右肩,保持10~15s;然后慢慢松手,使头回到直立的位置,换另一侧。

(2)肩肘、背部、胸部拉伸。

肩部伸展 双手十指交叉,手掌朝向天花板,双臂向上伸展,保持10~15s。

肩后部拉伸 左臂放在身前,右手抓住左手肘部用力拉至身体右侧,拉伸左侧肩后部,保持10~15s;换另一侧。

拉伸三头肌 抬起一只手臂,向下弯曲,尽量用手触摸对侧的肩胛骨,用另一只手将肘部拉向头部,保持住10~15s;换另一侧。

胸部伸展 双手背在身后握住,胸往外扩,可以同时抬起下巴,保持10~15s。

背部拉伸 双脚分开站立,与腰同宽。将双臂向前伸出,与肩同宽,然后将双手搭在椅背或者其他支撑平面上,慢慢呼气的同时将上半身尽量往下压,

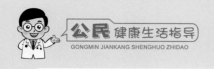

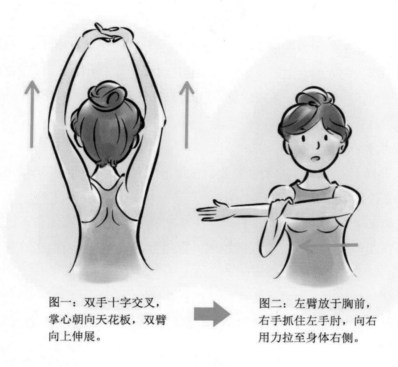

图一：双手十字交叉，掌心朝向天花板，双臂向上伸展。

图二：左臂放于胸前，右手抓住左手肘，向右用力拉至身体右侧。

保持 10s 后，再一边吸气一边恢复原位。

（3）腰腹部拉伸。

腹部拉伸　俯卧在瑜伽垫或者床上，双脚并拢，双腿伸直，双肘将上身撑起，骨盆贴紧瑜伽垫。

腰背部拉伸　在椅子上坐直，两腿分开；慢慢向前低头弯腰，将头和腹部弯至两腿之间、大腿以下，拉伸腰部肌肉，保持 10~15s。也可以选择俯卧位。

仰卧转体　仰卧，上肢固定，屈髋屈膝转向左侧，保持 10~15s，再转向右侧，保持 10~15s。头部可随下肢转动转向对侧。

（4）下肢拉伸。

前侧拉伸　两腿前后分开成弓步，左腿在前，右膝着地，小腿贴着地面，屁股向前移，保持 10~15s，换另一侧。

大腿后侧拉伸　直立，右腿抬起放在适合自己高度的固定物体上，身体可适当前倾，保持腰背部挺直，保持 10~15s，换另一侧。

大腿外侧拉伸　坐在地上，右腿伸直，左腿弯曲、跨过右腿，左脚放在右膝的右侧，脚踩地，左手撑在身体左后方附近的地面上，将身体向左侧转，右手臂贴着左膝慢慢向右用力，到最大位置保持 10~15s，换另一侧。

大腿内侧拉伸　盘膝端坐，两脚跟尽量靠近臀部，两手抓住脚或者在踝部靠上的部位，两肘展开放在膝盖略靠下的部位。躯干向腿的方向屈，用肘下压大腿，保持 10~15s。

小腿拉伸　靠墙直立，两手扶墙，固定左脚，右脚放在左脚之后，右脚跟着地，胸部向墙壁方向倾；可以微屈左膝，使胸部朝墙的方向移动，保持 10~15s，换另一侧。

拉伸动作要注意：任何有急性损伤或者其他运动禁忌证的人慎做；整个拉伸过程要缓慢进行，达到能活动的最大范围即停止，不需要挑战极限；拉伸过程中需要配合呼吸，不要憋气。

2 如何养成规律运动的习惯？

身体活动可包括家务、交通、工作和闲暇时间活动 4 个方面，积极的身体活动对健康具有诸多益处，包括减少过早死亡的危险，降低各类慢性病的患病风险，如心血管疾病、脑卒中、2 型糖尿病、高血压、癌症（结肠癌、乳腺癌）、骨质疏松和关节炎、肥胖、抑郁等。

为促进心肺、肌肉骨骼健康，增强身体平衡、协调能力，需要定期进行一定强度的运动。运动的强度常用代谢当量表示，一般以大于等于 6 代谢当量为较高强度；3~5.9 代谢当量为中等强度；不足 3 代谢当量为低强度。运动强度也可用千步当量表示，4km/h 中速步行 10min 的活动量为 1 个千步当量，各种活动都可用千步当量换算。

养成规律运动的健康要求：

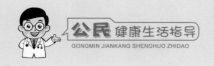

（1）5~17岁儿童和青少年每天至少应进行累计60min中等到较高强度的身体活动或运动，同时每周至少进行3次较高强度运动，包括强壮肌肉和骨骼的活动等。

（2）18岁以上成年人每周至少进行150min中等强度有氧运动，每周至少应有2d进行大肌群抗阻运动。

（3）活动能力较差的老年人每周至少应有3d进行提高平衡能力和预防跌倒的活动。

（4）承担家务劳动，如烹调、洗衣、打扫卫生、照料绿植和宠物等。

（5）选择步行、骑车为主要的交通工具，多参加户外健身运动。

（6）乘坐公共交通工具时，提前1~2站下车或步行一定距离后再乘车。

（7）驾车出行时将车停在较远处，增加步行机会。

（8）尽量减少坐着或躺着看电视、阅读和使用电脑等静态活动，在进行这些活动的同时进行一些身体活动，如伸展四肢、原地踏步等。

（9）闲暇时间多参加各种运动，有氧运动每次至少持续10min。

3 如何把运动变成为人人健康处方？

人人需要"运动处方"。"运动处方"主要包括运动方式、运动强度、运动时间和运动频率，其中运动方式又分为有氧运动、抗阻运动、柔韧与平衡训练，个别疾病患者还需要呼吸训练。运动康复训练包括肢体康复，如骨关节炎、脑梗的康复训练和全内脏康复等。研究证实，合理运动可有效预防和治疗高血压、糖尿病、心脏病、抑郁症和慢性肾脏病等40多种慢性疾病。此外，"运动处方"对患者建立自信心也有极大帮助。许多老人突然患病，内心感到非常恐惧，但经过运动测试，他们发现自己还很硬朗，自信心增强，生活态度也变得更加积极。

把运动变为人人健康处方应遵循以下基本原则：

（1）安全原则。安全性是首要原则，运动处方制订及实施过程中应严格遵循各项规定和要求，保证在安全的范围内进行，勿超出安全的限度，以确保安全。

（2）有效原则。运动处方的实施应使参加锻炼者或患者的功能状态有所改善。制订运动处方要科学、合理；运动处方的实施要按质、按量完成。

（3）制订个性化运动方案。运动处方必须因人而异，根据每一个人的具体情况制订出符合个人身体客观条件及要求的个体化运动处方。对于体弱多病的人，要像中医会给不同患者开具不同药方一样，"运动处方"也因病而异、因时而异。不同疾病，同一疾病的不同时期，同一个人在不同的状态下，"运动处方"都有所不同。医生会根据患者的身体素质测评等情况，找到其"短板"，制订有针对性的运动方案。病情严重的患者要到医院进行运动康复，病情较轻的患者可以在医生的指导下在家运动，即使痊愈了也要坚持运动，定期接受随访，将好习惯保持终生。

4 怎样做到合理运动？

合理运动是指运动量、运动方式、运动时间都要合理。做到合理运动有以下建议：

（1）能量消耗明显增加才是"身体活动"。身体活动为增加能量消耗的肌肉活动，可以理解为肌肉收缩（用力）做功（消耗能量）。从促进身体健康的角度讲，身体活动并不是所有增加能量消耗的肌肉活动，而是可以促进心跳和呼吸加快、加快体内物质代谢、改善神经和内分泌调节的肌肉活动。"身体活动"不仅是动动手指、扭扭脖颈这样的活动，而应强调大肌群参与、能量消耗明显增加的活动。一般地，拖地板或步行等日常活动以及特定的体育锻炼都是典型的身体活动。

（2）有氧运动更益于健康。区分有氧运动和无氧运动：凡运动时间较长、氧气消耗量大增的运动就是有氧运动，如走路、慢跑、游泳、球类、拖地板等；凡运动时间较短（受肌肉力量或氧气供应所限）、氧气消耗量增加不明显

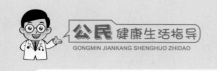
的运动就是无氧运动，如举重、冲刺跑、拉力器械、爬楼梯等。对人们的健康来说，既需要步行这样的有氧运动，也离不开爬楼梯这样的无氧运动。有氧运动的健康益处，如减肥、增强心肺功能、促进代谢等早已被证明。

（3）活动有量才有健康效益。身体活动的益处主要与身体活动量（运动量）有关。不论何种形式的运动，都需要达到一定的量才有健康效益。

《中国成人身体活动与健康指南》有益健康的身体活动推荐量要求，公众每日进行 6~10 千步当量（1 千步当量相当于普通人中等速度步行 1000 步）身体活动，积极参加各种体育和娱乐活动，并经常进行中等强度的有氧运动，维持提高肌肉关节功能，同时，日常生活要"少静多动"。通过准确计算得出慢跑 3min、羽毛球 7min、中速爬山 8min、拖地板 8min、洗盘子 15min、整理床铺 20min 等都各自相当于 1 个"千步当量"。

（4）运动强度也要因人而异。不同的运动强度产生不同的生理反应，健康效应也不同。对正常人群来说，运动的适量指运动后心率要求，即运动到你的年龄加心跳等于 170 的这个限制为适量运动。

（5）量力而行避免运动"副作用"。关节损伤或运动创伤则主要见于 2 种情况，一是从来不运动的人心血来潮猛跑（或其他运动）一次；二是职业运动员为了成绩第一。对于决定开始运动的人，运动量的改变应循序渐进，以给身体一个适应过程。比如第 1 天只跑 5min，跑 1 周后增加到 10min，再 1 周后到 15min，1 个月后到 30min。心血来潮突然大运动量造成的酸痛和受伤会让你误以为自己无法完成运动。"其实，你本来可以循序渐进地完成运动！"

对于普通人（非运动员）而言，只要掌握运动技术，循序渐进，量力而行，就不存在运动过量的问题。

5 常见疾病的运动康复处方有哪些？

针对几种常见疾病，给出了运动建议，供大家参考。

（1）高血压患者练练站桩、打打太极。高血压患者适合强度小、动作缓的有氧运动，如太极拳、气功等，尤其推荐站桩，很多患者通过站桩练习，将血压恢复到了正常水平。站桩具体做法是：两脚打开与肩同宽，两膝微曲，尾骨前翻，腰部后突；两手在胸前作抱球状，手指自然舒展，下巴内收，头顶微微向上顶；两眼微闭，自然呼吸，集中注意力，不胡思乱想；初次练习以5~8min 为宜，之后每次可在前一次基础上增加 2min，上限一般为 1h，每天练习 2 次，长期坚持能使人身心放松，强身健体。

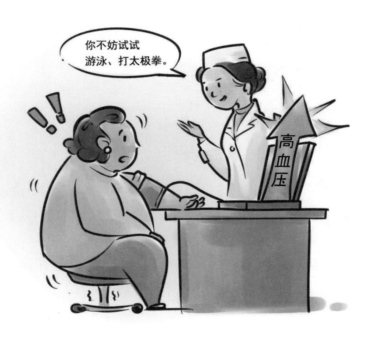

（2）慢性阻塞性肺病患者适合提膝和慢跑等。这类患者需要做肌肉力量练习和有氧练习，以中小强度为宜。随着身体机能水平的改善，症状逐渐减轻，锻炼时间可适当延长。还可以做简单的呼吸练习：慢慢吸气，鼓肚子；缓缓呼气，瘪肚子。这些运动都能增强患者的摄氧能力和膈肌力量，对内脏有按摩作用。

（3）骨质疏松、颈椎病患者可做全身性锻炼。具体做法是：两脚打开与肩同宽站立，含胸收腹，腰脊放松；手从体侧缓缓举至头顶，转掌心向上，用力向上托举，足跟随双手起落；托举 6 次后，转掌心朝下，沿体前缓缓按至小

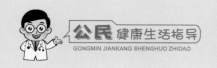

腹。还可以两脚打开与肩同宽站立，双手下垂，气沉丹田；头部缓缓向左转动，两眼目视左后方，稍停顿后转正，再转向右侧，目视右后方，停顿后转正；重复做6次。这套动作可以活动全身，纠正不良姿势造成的病态。需要提醒的是，颈椎病严重者在转动头部时动作尽量轻缓。

（4）**冠心病患者试试蹲起运动**。下肢力量练习有助于增加回心血量，冠心病患者做到低至中等强度即可。患者可以做蹲起运动，每组20个，每次做1~2组，感觉腿部疲劳就稍作休息放松，也可以练习站桩。

（5）**糖尿病患者适合力量、耐力混合运动**。糖尿病患者如果没有其他疾病，可尝试做力量和耐力结合的混合运动，如蹲起、慢跑等，有利于保持血糖正常。建议饭后1~2h运动，此时血糖值较高，不易发生低血糖。

6 如何通过运动提升肌肉关节功能？

肌肉关节功能随着人们年龄的增长而减退，但也与日常活动的多少有关，即用进废退。肌肉和关节功能活动可以分为两类，一类为针对基本运动功能的练习，如抗阻力活动，关节柔韧性活动等。抗阻力活动，指特定肌肉群参与、对抗一定阻力的重复用力过程。普通人的抗阻力活动主要针对身体的大肌肉群，包括上肢、肩、胸、背、腰、腹、臀、下肢。另一类为结合日常生活活动所设计的功能练习，如上下台阶、步行、前后踱步、拎抬重物、伸够高物、蹲起、坐起、弯腰、转体、踮脚伸颈望远等。

提升肌肉关节功能的健康要求：

（1）骨关节疾病或其他有关疾病的患者参加运动应咨询专科医生。

（2）关节的柔韧性练习可以结合日常活动或有氧运动进行，每周2~3次。

（3）肌肉关节不宜过于频繁屈曲和伸展。

（4）抗阻力活动可以每周进行2~3次、每次重复8~20次。

（5）阻力负荷可以采用哑铃、水瓶、沙袋、弹力带等健身器械，也可以是肢体和躯干自身的重量（如俯卧撑、引体向上等）。

7 如何有效避免运动损伤?

运动需要采取必要的防护措施,否则可造成运动损伤,如肌肉韧带拉伤、关节扭伤、肌肉痉挛等。

有效避免运动损伤的健康要求:

(1)运动场地要平坦,运动环境中要保持一定的空气对流。

(2)尽量避开日间高温、寒冷,特别是寒冷有风的时间运动,注意勤饮水,补充水分。不要在饥饿或饱餐后马上运动。

(3)在运动时要注意穿松颈、宽袖、宽身和棉织物等有利于散热的衣裤,选择适合于步行、慢跑的运动鞋。

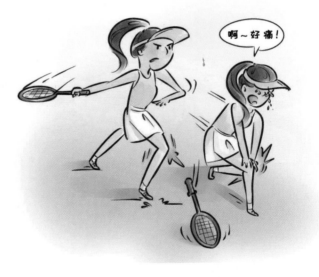

啊～好痛!

(4)运动前进行热身活动,运动后进行整理活动。

(5)运动过程中如果身体感到不适,应立即停止运动。

(6)参与某项运动时,遵守该项运动的基本规则,掌握运动的基本技术。

(7)身体活动量的调整应循序渐进,逐渐增加活动量,如每2周增加一定的活动量。

(8)出现运动损伤时,及时处理。

(9)有特殊需要或者患有不同慢性疾病的人参加身体活动应首先征求专业人员的建议。

第 5 章

心·理·平·衡

1 突发灾害发生后，如何做好心理保健？

各类突发疫情、自然灾害、人为事故、交通意外、暴力事件等，除直接影响人们的正常生活外，还会引起明显的心理痛苦，严重的可引起精神障碍。认识突发事件带来的心理变化，积极寻求心理支持和救助，是避免突发事件导致的精神卫生问题的可行方法。

突发灾害发生后心理保健要求：

（1）突发事件发生后，应从官方获取相关信息，如事件的进展、防护措施等，不要轻信小道消息。

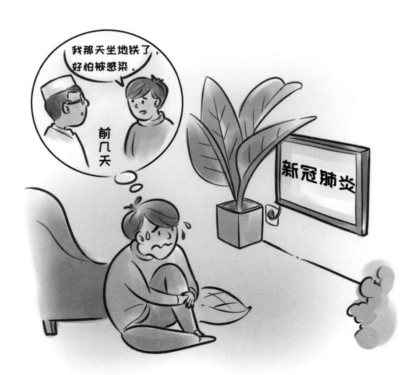

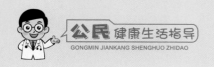

（2）突发事件发生后，注意自己的感情、行为和思维的变化，当突发事件发生时感到痛苦是正常的，如悲伤、担心、注意力难以集中、失眠等。在随后的几周和几个月里，多数人可能会感觉好起来，如果几个星期后痛苦没有减少或变得更坏了，应寻求专业的帮助。

（3）不要通过暴饮暴食、大量饮酒等方式缓解负性情绪。

2 怀疑有心理问题时应怎么办?

心理问题是可防、可治的。轻度的心理问题可以进行心理咨询和治疗，严重的精神疾病患者可以通过规范化的、有效的药物治疗、社会心理治疗等手段进行干预和治疗，维持正常的生活、学习和工作能力。

正确应对心理问题要求做到：

（1）有心理问题时，要及时到正规的医疗和心理咨询机构咨询、治疗，或致电专业正规的心理咨询热线获得帮助。

（2）如发现家庭成员、邻居、同事、同学等有明显的言语或行为异常，要考虑可能出现心理问题或精神疾病，应及时陪同其到精神专科医院或综合医院的精神科或心理科进行咨询、检查和诊治。

（3）树立正确观念，即心理问题不等同于精神病，也不等同于思想问题。

3 良好的睡眠怎样促进身心健康?

睡眠可使疲劳的神经细胞恢复正常的生理功能，使精神和体力得到恢复。失眠可引起患者焦虑、抑郁，或恐惧心理，并导致其精神活动效率下降，妨碍社会功能。良好的睡眠，适当的做梦对人体健康有一定的益处：一是解除疲劳，休整身体；二是整理信息，带来顿悟；三是调节心理；四是治病的力量；五是发泄情绪的力量。

良好睡眠的健康要求：

（1）每日应规律运动，睡前宜做温和及放松身心的活动，如泡热水澡、肌肉松弛及呼吸运动，切忌睡前 2h 进行剧烈活动。

（2）维持规则的睡眠作息，每日按时上床入睡及起床。维持舒适的睡眠环境：适宜室温，柔和光线，避免强光源，少噪声及舒适床垫。

（3）不要强迫自己入睡。如果躺在床上超过 30min 仍然睡不着，可起床做些温和的活动，直到想睡了再上床。

（4）晚餐后禁喝咖啡、茶、可乐、酒及抽烟。睡前的小点心有助睡眠，然而不宜吃太饱。

（5）睡前可用温热水洗脚，以改善血液循环。

（6）如果早醒或睡眠不深，甚至整夜不眠，自己无法调整，影响了正常工作、生活，应该及时就医。

（7）如果您或您身边的人有严重的打鼾现象，并且白天嗜睡，应该及时就医。

4 为什么有效的人际沟通能减少心理行为问题的发生？

有效的人际沟通，不仅可以满足人认识社会与他人的基本需要，建立社交网络，改善人际关系，而且有利于深化自我认识，挖掘自我潜能。缺乏倾诉情感能力的人更容易患身心疾病（如原发性高血压、胃溃疡等）和精神障碍（如药物依赖、创伤后应激障碍等）。

有效人际沟通的健康要求：

（1）能恰当地表达喜欢、欣赏、称赞、感激、不满、生气、失望、愤怒等。如"谢谢你的帮助，现在我感觉好多了。""我不喜欢你用那种态度和我说话。"不要认为向别人倾诉会让人看不起，也不要认为哭是没出息的表现。

（2）坦诚而清楚地说"不"。

（3）别人讲话时，注意倾听，即保持认真、警觉、注意观察和深入思考，

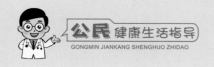
并给予回应。

（4）家长多与孩子进行情感、语言和身体的交流，培养孩子良好的生活行为习惯。

（5）鼓励学龄前儿童与小伙伴一起游戏、分享情感，培养孩子的独立与合作能力。

（6）学龄儿童和青少年应学会情感交流，增强社会适应能力，培养兴趣爱好。

（7）中青年要构建良好的人际支持网络，学会主动寻求帮助和张弛有度地生活，发展兴趣爱好。

（8）中老年人要接受由于年龄增大带来的生理变化，建立新的人际交往圈，多参加社区和社会活动，学习新知识，拓展兴趣爱好。

5 怀疑患有抑郁症怎样正确应对？

抑郁是每个人都可能出现的一种心理状态，而不是缺点或性格缺陷。躯体疾病，如各种癌症、脑血管意外等疾病；以及生活事件的应激，如亲人病故、生孩子、工作压力太大等，均可导致抑郁情绪，但这并不意味着患上了抑郁症。通过自我心理调节、心理治疗及适当的抗抑郁药治疗，抑郁大多能够缓解。

抑郁症是以明显而持久的心境低落为主的一种精神障碍，表现为情绪低落、对兴趣减退持续超过2个星期，可伴有自责、无助、无望、自杀观念或行为、睡眠障碍、食欲改变、体重下降、性欲减退、注意力减退。心理治疗及抗抑郁药等相关药物治疗是抑郁症的有效治疗手段。

怀疑有抑郁的正确做法：

（1）有一两个知心朋友，遇事能够谈心。

（2）培养兴趣爱好，多参加社区或工会组织的活动，充实生活。

（3）接纳他人，也接纳自己；接纳自己的优秀，也接纳自己的不完美。

（4）不要通过抽烟、喝酒解闷、消愁。研究显示，使用酒精、尼古丁会引发抑郁。

（5）怀疑患有抑郁症时应及时寻求专业帮助，应做到：①对自己的心理状态有所警觉，如果怀疑患有抑郁症，及时寻求专业帮助。②如果有身体的不适、体重的下降，但检查没有发现异常情况，要想到可能患有抑郁症。③如果怀疑周围有人要自杀，要立即告知其亲友，寻求心理/精神科医生帮助。紧急情况时应报警。

6 如何自评抑郁?

《抑郁自评量表》给出了 20 条题目，每一条文字后有 4 个格，分别表示：没有或很少时间（过去 1 周内，出现这类情况的日子不超过 1d）；小部分时间（过去 1 周内，有 1~2d 有过这类情况）；相当多时间（过去 1 周内，有 3~4d 有过这类情况）；绝大部分或全部时间（过去 1 周内，有 5~7d 有过这类情况）。根据你最近 1 个星期的实际情况在适当的方格里进行选择。

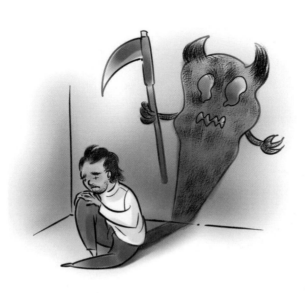

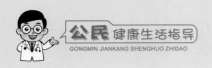

抑郁自评量表

题目	没有或很少时间	小部分时间	相当多时间	绝大部分或全部时间
1. 我觉得闷闷不乐，情绪低沉	1	2	3	4
2. 我觉得一天之中早晨最好	4	3	2	1
3. 我一阵阵地哭出来或是想哭	1	2	3	4
4. 我晚上睡眠不好	1	2	3	4
5. 我吃得跟平常一样多	4	3	2	1
6. 我与异性密切接触时，和以往一样感到愉快	4	3	2	1
7. 我发觉我的体重在下降	1	2	3	4
8. 我有便秘的苦恼	1	2	3	4
9. 我心跳比平时快	1	2	3	4
10. 我无缘无故感到疲乏	1	2	3	4
11. 我的头脑和平时一样清楚	4	3	2	1
12. 我觉得经常做的事情并没有困难	4	3	2	1
13. 我觉得不安而平静不下来	1	2	3	4
14. 我对将来抱有希望	4	3	2	1
15. 我比平常容易生气激动	1	2	3	4
16. 我觉得做出决定是容易的	4	3	2	1
17. 我觉得自己是个有用的人，有人需要我	4	3	2	1
18. 我的生活过得很有意思	4	3	2	1
19. 我认为如果我死了，别人会生活得更好	1	2	3	4
20. 平常感兴趣的事我仍然感兴趣	4	3	2	1

结果： 将20个题目的各个得分相加，即得总粗分，总粗分的正常上限为41分。抑郁严重度＝总粗分/80。0.5以下者为无抑郁；0.5~0.59为轻微至轻度抑郁；0.6~0.69为中至重度抑郁；0.7以上为重度抑郁。仅做参考。测出有抑郁症之后，应该及时到精神科门诊进行详细的检查、诊断及治疗。

7 怀疑患有焦虑症怎样正确应对？

焦虑是当人们面对潜在的或真实的危险或威胁时都会产生的情感反应，绝大多数属于正常反应，腹式呼吸和渐进性肌肉方式等方法可以缓解焦虑。

焦虑症又称焦虑性神经症，常伴有头晕、胸闷、心悸、呼吸困难、口干、尿频、尿急、出汗、震颤和运动性不安等症状，其焦虑并非由实际威胁所引起，或其紧张惊恐程度与现实情况很不相称。抗焦虑药物等药物治疗及心理治疗是焦虑症的主要治疗方法。

怀疑患有焦虑症的正确做法：

（1）增加自信，减少自卑感，减少对尚未发生的事情做出负性判断，如"明天我肯定考不好""我将被老板辞退"。

（2）将更多的注意力集中于"做事"本身，而不是放在你想要透过做事而获得的结果上面。

（3）当发现自己愤怒、担忧、害怕时，有意识地进行腹式呼吸。

腹式呼吸的方法：取仰卧或舒适的坐姿，全身放松。吸气时，腹部隆起，胸部保持不动，在感觉舒服的前提下，尽量吸得越深越好；呼气时，腹部凹陷，胸部保持不动。起初可以将右手放在腹部肚脐，左手放在胸部，体会腹部的一起一落，经过一段时间的练习之后，就可以将手拿开。

（4）当出现紧张、失眠、压力大时，可进行渐进式肌肉放松练习，高血压患者可每天进行 2 次。

渐进性肌肉放松训练的方法为依次紧张、放松身体的各个肌肉群。在肌肉放松练习时，尽可能地使自己坐得或躺得舒适：首先皱紧眉头，体会眉头紧张的感觉，慢慢舒展眉头肌肉，使眉头肌肉放松。然后体会眉头放松的感觉，然后皱起鼻子，并保持，鼻部肌肉放松。然后以同样的方法依次放松头、颈、肩、手臂、躯干、股、腿和足部肌肉。最后身体完全放松。这就是放松训练。

（5）怀疑患焦虑症应及时寻求专业帮助：对自己的心理状态有所警觉，如

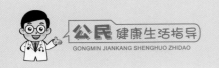

果怀疑患有焦虑症，应及时寻求专业帮助。

8 如何自评焦虑?

《焦虑自评量表》提供了 20 个题目，每一条文字后有 4 个格，分别表示：没有或很少时间（过去 1 周内，出现这类情况的日子不超过 1d）；小部分时间（过去 1 周内，有 1~2d 有过这类情况）；相当多时间（过去 1 周内，有 3~4d 有过这类情况）；绝大部分或全部时间（过去 1 周内，有 5~7d 有过这类情况）。根据你最近 1 个星期的实际情况在适当的方格里进行选择。

焦虑自评量表

题目	没有或很少时间	小部分时间	相当多时间	绝大部分或全部时间	得分
1. 我觉得比平常容易紧张和着急（焦虑）	1	2	3	4	
2. 我无缘无故地感到害怕（害怕）	1	2	3	4	
3. 我容易心里烦乱或觉得惊恐（惊恐）	1	2	3	4	
4. 我觉得我可能将要发疯（发疯感）	1	2	3	4	
5. 我觉得一切都很好，也不会发生什么不幸（不幸预感）	4	3	2	1	
6. 我手脚发抖打战（手足颤抖）	1	2	3	4	
7. 我因为头痛、颈痛和背痛而苦恼（躯体疼痛）	1	2	3	4	
8. 我感觉容易衰弱和疲乏（乏力）	1	2	3	4	
9. 我觉得心平气和，并且容易安静坐着（静坐不能）	4	3	2	1	

续表

题目	没有或很少时间	小部分时间	相当多时间	绝大部分或全部时间	得分
10. 我觉得心跳很快（心慌）	1	2	3	4	
11. 我因为一阵阵头晕而苦恼（头昏）	1	2	3	4	
12. 我有晕倒发作或觉得要晕倒似的（晕厥感）	1	2	3	4	
13. 我呼气吸气都感到很容易（呼吸困难）	4	3	2	1	
14. 我手脚麻木和刺痛（手足刺痛）	1	2	3	4	
15. 我因为胃痛和消化不良而苦恼（胃痛或消化不良）	1	2	3	4	
16. 我常常要小便（尿意频数）	1	2	3	4	
17. 我的手常常是干燥温暖的（多汗）	4	3	2	1	
18. 我脸红发热（面部潮红）	1	2	3	4	
19. 我容易入睡并且一夜睡得很好（睡眠障碍）	4	3	2	1	
20 我做噩梦	1	2	3	4	
合　计					

结果：将 20 个题目的各个得分相加，即得总粗分，总粗分的正常上限为 40 分。将总粗分乘以 1.25 以后取得整数部分，就得到标准分。标准分低于 50 分为没有焦虑，50~59 分为轻度焦虑，60~69 分为中度焦虑，70 分以上为重度焦虑。这个测试表只是一个初步的筛选，真正的诊断仍然需要专业医生来判断。

9 心理紧张如何正确应对？

　　心理紧张是人们生活中不可避免的，作为紧张性刺激作用于人的结果，心理紧张可以提高警觉度，以便做好操作的准备，这是心理紧张有益的一面；人

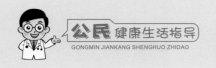

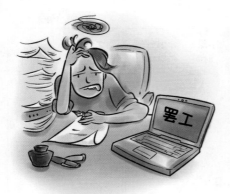

若长期、反复地处于超生理强度的紧张状态中，就容易急躁、激动、恼怒，严重者会导致大脑神经功能紊乱，有损身体健康。这是紧张对人有害的一面。

正确应对心理紧张要做到：

（1）坦然面对和接受自己的紧张。不要与这种不安的情绪对抗，而是体验它、接受它。正视并接受这种紧张的情绪，坦然从容地应对，有条不紊地做自己该做的事情。

（2）做一些放松身心的活动。

深呼吸　深呼吸可以缓和即将爆发出来的情绪反应，你只要从鼻子吸气，慢慢地流经你的腹部，然后到你的肋骨，再慢慢地从鼻子呼出这些气，而且轻轻地说声放松，只要几秒钟的动作你就可以焕然一新。

肌肉放松　先尽可能地收紧肌肉，然后让身体慢慢松弛下来，比如先从手开始，拉紧手上的肌肉，保持几秒钟，然后放松下来，一步一步，将全身肌肉全部放松。

浸泡热水　时间不要超过 15min。温水浴有同样的帮助。

散步　散步能让不良情绪慢慢放松下来。

运动　多进行运动，有利于放松自己的身体。

兴趣　做一些自己感兴趣的事情，也可以很好地放松自己。

10 如何克服新型冠状病毒疫情带来的焦虑心理？

突发的新型冠状病毒肺炎疫情给大家带来了很多的困扰，特别是随着疫情报告的确诊病例的快速增长。人们对到底能不能防住疫情产生怀疑，甚至感到焦虑。遇到当前这场疫情，恐慌焦虑是很正常的情况，但是如果长期的焦虑是不利于人们身心健康的，也不利于对疫情的防控。克服焦虑应做到以下几点：

（1）充实生活，转移注意力，不让自己太闲。在不外出的情况下，可以适度选择家中的娱乐活动。例如，玩一些小游戏，多运动，深呼吸，抱抱可以慰藉你的物体，泡泡热水澡或冲澡，甚至做做家务，将家里装扮出新年的气氛，和朋友家人聊天。总之，找出可以转移注意力或者让自己愉悦的事来做。

（2）关注亲友的心理及生理状态。应该密切关注亲友的心理及生理状态，以防其出现过激行为，以及患病后避免错失最佳救治时间。更重要的是，应该告诉身边信息不够灵通的老人疫情的严重性，提醒他们做好防范、减少出门、戴好口罩等。

（3）坚持规律生活。即使宅居在家，也要保持良好的生活节奏和习惯，这有利于增强抵抗力。

（4）做好个人防护。面对疫情，做好力所能及的个人防护。戴口罩、勤洗手、避免聚众、减少流动性，这是最基本的要求，也是最高级别的保护！如果出现早期的症状，比如干咳、咽痛、呼吸吃力等，或者其他不典型的症状，比如乏力、身体肌肉酸痛、头昏等，可以到定点医院就诊。

（5）保持良好的心理状态。这不仅有助于自身免疫力的提升，更能帮助身边的人稳定情绪、缓解焦虑。正确学习相关知识能够帮助我们了解疾病本身，减少未知带来的失控感与焦虑感。也可以列一个假期活动清单，最好是在室内的，比如打扫，看一些感兴趣的纪录片、电影等，还可以通过冥想、瑜伽等方式重塑自己的心理。

（6）避免信息过载。查看权威的资讯，客观、真实地了解疫情相关信息，提升内心的确定感，避免疫情所带来的过度恐慌和紧张。接受焦虑情绪，适度焦虑可以帮助提升应对能力并发挥潜能；允许自己适度宣泄负面情绪，比如哭一场、与信任的朋友或同事倾诉、分享。

（7）寻求专业帮助。如果持续心情不好，紧张不安，拿不起、放不下，始终难于自我缓解，可以主动拨打心理热线或通过网络咨询等，寻求专业人员的帮助。

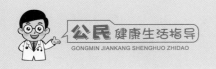
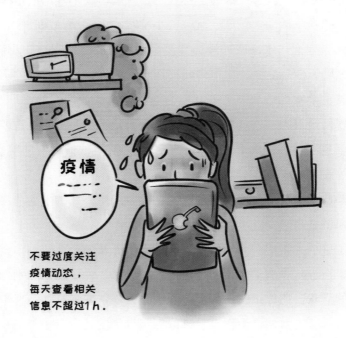

11 如何克服新型冠状病毒疫情中的恐慌心理？

　　突发的新型冠状病毒肺炎疫情是由变异的冠状病毒引起的人感染的肺炎疫情，对于新发病毒引发的传染病，人们的认识有一个不断完善的过程。在这个过程中，面对疫情报告的确诊病例的快速增长，人们恐慌是正常的。但是如果长期恐慌，不能安静下来也不利于对病毒的防控。克服恐慌情绪应做到以下：

　　（1）关注可靠信息，学习科学知识，不要盲目恐惧。通过政府、权威机构发布的信息，了解本次新型冠状病毒肺炎疫情、防控知识等相关信息。减少对疫情信息的过度关注，减少不科学信息对自己的误导，不信谣、不传谣。

　　（2）维持规律作息，合理安排生活，追求内心充实。保持正常的作息，吃好三餐，多喝水，选择合适的锻炼方式，避免吸烟、饮酒、熬夜等不利于健康的生活方式，保护和增强免疫力。

安排好生活内容，有计划地做一些让自己感到愉悦的事情，比如听音乐、看书、与家人或朋友聊天、在家办公和学习、做家务等。自己掌控好生活的节奏，每天学一点新东西，追求内心的充实。

（3）科学调适心理，摆脱负性情绪，保持平和心态。接纳负性情绪。认识到自己出现负性情绪是正常的，接纳自己的情绪反应，不自责，也不指责和抱怨他人。

学习放松技巧，用好社会支持系统。多与家人或朋友交流，舒缓不良情绪，也要帮助家人或朋友处理不良情绪，做到自助与助人。

（4）反思个性，锤炼意志。疫情是一面镜子，我们可以借此反思人生、思考生命，培养沉稳、热心、乐观的个性，锻炼刚毅、勇敢、坚定的意志。

（5）寻求专业帮助。如果持续心情不好，紧张不安、提心吊胆、拿不起、放不下，始终难于自我缓解，可以主动拨打心理热线或通过网络咨询等，寻求专业人员的帮助。

12 如何培养自得其乐的个性？

自得其乐，就是自己体会到其中的乐趣。人生的悲剧在所难免，但遭受打击未必与幸福绝缘。人在压力下的反应，决定我们能否转祸为福，或只是徒然受苦受难。一般人面对压力有积极或消极的反应。积极的反应称为"转换型适应"。消极的反应称为"退化型适应"。懂得如何运用"转换型适应"方式的人，会把无助的状况转变成为自己找到乐趣。这就是自得其乐个性品质的人所具有的特点。培养自得其乐的个性可从以下几方面努力：

（1）不自觉的自我肯定。即深信命运掌握在自己手中，寻求一种能量与环境和谐共存的途径。

（2）注意力集中于外界。懂得如何把压力转换成充满乐趣的人，注意力随时保持警觉，不断处理来自周遭环境的资讯。开放的态度能使人更客观，能够

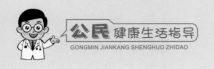
注意到变通的可能性，自觉是周遭环境的一部分。

（3）超越前人智慧。可以从前人建立的秩序中汲取经验，找到一个避免自己内心被扰乱的模式。运用伟大的音乐、建筑、艺术、诗歌、戏剧、舞蹈、哲学、宗教，都是可以克服困难的好方法。

（4）从书中获得启发。优秀的文学作品往往包含有秩序的资讯，包括各种行为模式、目标模式如何成功运用于有意义的目标，规范人生的典范等。很多生活陷入混乱的人，得知在他们之前也有人面临类似的问题，就能重拾信心，快乐向前。

（5）找寻新出路。应对生活造成的不快，有2种基本的方法：一种是把注意力集中在阻挠我们实现目标的障碍上，消除它，并重建意识的和谐；另一种是把注意力集中于整个状况，包括自己在内，探讨有没有其他更合适的目标，寻求不同的解决之道。

人生遇到的各种状况都可能成为成长的契机。只要怀着不以自我为出发点的信心，对环境保持开放的态度，充分投入，出路自然就会出现。

第 6 章

良好的生活
习惯养成

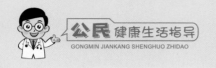

1 为什么要戒烟?

烟草烟雾中含有 7000 多种化学物质和化合物,其中数百种有毒,至少 70 种致癌。吸烟者患各种癌症(尤其是肺癌)、心脏病、呼吸系统疾病、中风及其他致死性疾病的风险显著增高。我国每年死于吸烟相关疾病的人数超过 120 万,2005 年中国人群的前 8 位死因中的 6 种与使用烟草有关。

吸烟可导致多种疾病发生,如癌症、心脑血管疾病、呼吸系统疾病、生殖相关疾病等。

减少烟草危害的健康要求不吸烟、不敬烟、不送烟、吸烟者尽早戒烟。

2 被动吸烟有害健康吗?

被动吸烟又称吸二手烟,是指不吸烟者吸入吸烟者呼出的烟雾。二手烟中含有多种有害物质,能使非吸烟者的冠心病风险增加 25%~30%,肺癌风险提高 20%~30%,可以导致新生儿猝死综合征,中耳炎,低出生体重等。即使短暂接触二手烟,也会导致上呼吸道损伤,激发哮喘频繁发作,增加心脏病发作的危险等。

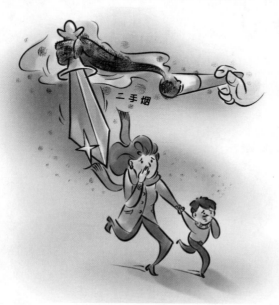

控制被动吸烟危害的健康要求:

(1)不在室内公共场所、工作场所和公共交通工具上吸烟。

(2)不在家庭里吸烟。

(3)依据公共场所禁烟法规,抵制二手烟。

3 为什么饮酒应限量？

无节制地饮酒，会使食欲下降，食物摄入量减少，以致发生多种营养素缺乏、急慢性酒精中毒、酒精性脂肪肝，严重时还会造成酒精性肝硬化。过量饮酒还会增加患高血压、中风和某些癌症等疾病的风险，并可导致事故及暴力伤害的增加，危害个人健康，影响社会安定。

适量饮酒的健康要求：

（1）成年男性一天饮用酒的酒精量不超过 25g，相当于啤酒 750mL，或葡萄酒 250mL，或 38 度的白酒 75g，或高度白酒 50g；成年女性一天饮用酒的酒精量不超过 15g，相当于啤酒 450mL，或葡萄酒 150mL，或 38 度的白酒 50g。

（2）儿童少年、准备怀孕的妇女、孕妇和哺乳期妇女应忌酒。

（3）正在服用可能会与酒精产生作用的药物的人、患有某些疾病（如高血脂、高血压、冠心病、胰腺炎、肝脏疾病等）及对酒精敏感的人都不应饮酒。血尿酸过高的人不宜大量喝啤酒，以减少痛风症的发作。

（4）倡导文明饮酒，不提倡过度劝酒，切忌一醉方休或借酒浇愁的不良饮酒习惯。

（5）如要饮酒也尽量少喝，最好是饮用低度酒（如啤酒、葡萄酒或黄酒），并限制在适当的饮酒量内。

（6）喜欢喝白酒的人要尽可能选择低度白酒，忌空腹饮酒。

（7）饮酒时不宜同时饮用碳酸饮料。

（8）不建议任何人出于预防心脏病的考虑开始饮酒或频繁饮酒。

（9）饮酒后或者醉酒后驾驶机动车属于违法行为，要受到刑事行政处罚。

4 经常开窗通风对预防疾病有什么作用？

经常开窗自然通风，改善室内空气质量，调节居室微小气候，可有效降低室内空气中微生物的数量和密度，减少人与病原体接触的机会，是简单、有效

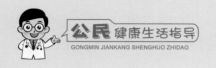

的室内空气消毒方法。

开窗通风的健康要求：

（1）保持室内清洁卫生，经常开窗通风换气，每日至少3次，每次15～20min。

（2）室外温度较低时要避免穿堂风，注意保暖。

（3）儿童、老人、体弱者和慢性病患者在呼吸道疾病流行期间，应尽量少去人员密集、空气不流畅的公共场所，必要时需要戴口罩。

5 良好的饮食卫生习惯对预防疾病有什么作用？

肠道传染病的病原体借粪便排出体外，污染水和食物，如果进食受到污染的食物或饮用受污染的水就容易感染疾病。

饮食卫生习惯预防疾病的健康要求：

（1）饮用煮开的水或经过消毒处理过的水。

（2）不购买没有正规标识、过期的或包装破损的食品。

（3）生的和熟的食物要分开处理，不用同一案板和刀具，以免交叉污染。

（4）食物储藏要防虫防尘，不用报纸、不洁的纸张或物品包裹食物。

（5）不吃不洁或半生食物，生吃瓜果要彻底洗净。

（6）冰箱储存的熟食品要彻底加热后才可食用。

（7）烹调食物前、饭前都要洗手。

6 怎样养成科学睡眠的好习惯？

良好科学的睡眠对健康有很大的促进作用，好的睡眠包括科学合理的睡眠时间、良好的睡眠环境、合理的睡姿、睡前饮食和心理状况等。

健康睡眠时间为6~8h。成年人6~8h是其所需的标准睡眠时间。老年人为5~6h，青少年为9h左右。睡眠时间多少最健康，还需要依据自身的情况来确定。判断自己的健康睡眠时间的标准，应该以第 2 天起床后不会感到身体疲乏、感觉精力充沛来判定。

创造良好的睡眠环境。制造良好的睡眠氛围，让自己有意识地入睡。枕头和床是保证睡眠的重要条件，为了预防失眠，最好选择木板床；枕头的高度要适中，科学的枕头高度应为 6~9cm。另外，卧室里也不要摆放嘀嗒作响的闹钟，适合卧室放的是电子钟。

采用合理的睡姿。人最好的睡眠姿势为侧躺，但是，人在睡眠中会不自觉地更换睡姿，强行控制只能更让人睡不着。不良睡姿会造成骨骼变形、肌肉紧张、血液循环不畅。

养成良好睡眠习惯要做到：

（1）合理饮食习惯。晚餐不要吃得太饱，或空腹睡觉；临睡前吃点奶制品或喝一杯牛奶有助于睡眠；睡前忌饮大量含酒精的饮料，包括啤酒及其他酒类；不喝含咖啡因的饮料，如咖啡、茶、可乐饮料及巧克力等能产生兴奋作用的饮品。

（2）睡前不要做太过剧烈的运动。可以在睡前做一些简单的伸展运动或瑜伽。

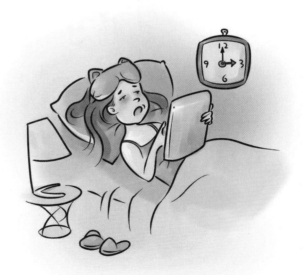

（3）适当放松自己，不要太计较睡眠的量。

（4）多吃促进睡眠的食物。促进睡眠的食物有核桃、葵花子、莲子、百合、黄花菜、莴苣、大枣等。

第 **7** 章

良好的防病
习惯养成

1 怎么判断自己是否肥胖？

身体质量指数（简称体质指数或体重指数，用 BMI 表示），是用体重千克数除以身高米数的平方得出的数字，胖瘦按《体质指数标准推荐表》进行评判。体质指数标准推荐表是国际上常用的衡量人体胖瘦程度以及是否健康的一个标准。BMI 值是一个中立而可靠的指标。

体质指数标准推荐表

BMI 分类	WHO 标准	亚洲标准	中国参考标准	相关疾病发病的危险性
体重过低	BMI<18.5	BMI<18.5	BMI<18.5	低（但其他疾病危险性增加）
正常范围	18.5 ≤ BMI<25	18.5 ≤ BMI<23	18.5 ≤ BMI<24	平均水平
超重	BMI ≥ 25	BMI ≥ 23	BMI ≥ 24	增加
肥胖前期	25 ≤ BMI<30	23 ≤ BMI<25	24 ≤ BMI<28	增加
Ⅰ度肥胖	30 ≤ BMI<35	25 ≤ BMI<30	28 ≤ BMI<30	中度增加
Ⅱ度肥胖	35 ≤ BMI<40	30 ≤ BMI<40	30 ≤ BMI<40	严重增加
Ⅲ度肥胖	BMI ≥ 40.0	BMI ≥ 40.0	BMI ≥ 40.0	非常严重增加

判断成年人中心型肥胖的标准是男性腰围 ≥ 85cm，女性腰围 ≥ 80cm。

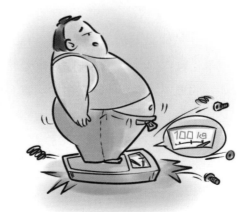

腰围测量方法：直立，两脚分开与肩同宽，用没有弹性、最小刻度为 1mm 的软尺放在右侧腋中线胯骨上缘与第 12 肋骨下缘连线的中点（通常是腰部的天然最窄部位），沿水平方向绕腹部 1 周，紧贴而不压迫皮肤，在正常呼气末测量腰围的长度。

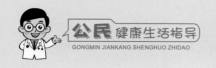

肥胖早知道要做到：

（1）定期测量体重、身高，了解自身 BMI 指数。

（2）使用腰围尺、BMI 尺测量并判断自己是否处于肥胖状态。

2 预防肥胖有哪些健康要求?

肥胖会增加高血压、糖尿病、血脂异常、冠心病、动脉粥样硬化、缺血型卒中、内分泌相关的癌症及消化系统癌症、内分泌及代谢紊乱、胆结石、脂肪肝、骨关节病和痛风的患病风险。遗传基因在肥胖的发生中有一定的作用，但更重要的是环境因素，特别是不健康生活方式的影响。

预防超重肥胖的健康要求：

进食量和运动是保持健康体重的 2 个主要因素，食物提供能量，运动消耗能量。如果进食量过大而运动量不足，多余的能量就会在体内以脂肪的形式积存下来，体重就会增加，造成超重或肥胖。所以，应保持进食量和运动量的平衡，使摄入的各种食物所提供的能量既能满足身体需要，又不会造成体内能量过剩，使体重维持在适宜范围。

3 如何通过控制饮食和积极运动控制体重?

肥胖是能量的摄入超过能量消耗以致体内脂肪过多蓄积的结果。控制饮食，减少摄入的总能量是减重最重要的基础治疗。积极运动可使身体的代谢率增加，能更多地消耗体内多余的脂肪，是控制体重必不可少的重要手段。

通过控制饮食和积极运动控制体重要做到：

（1）控制饮食。①超重肥胖者应使每天膳食中的能量比原来减少约 1/3。②限制和减少能量摄入应以减少脂肪为主。避免吃油腻食物和过多零食，增加新鲜蔬菜和水果在膳食中的比重。③限制饮酒，每克酒精可提供 29kJ 能量。

④按照"合理饮食"内容要求做到合理饮食。⑤避免过度节食，防止产生神经性厌食症或在暴饮暴食后自行引吐等心理、行为障碍。

（2）积极运动。①以减肥为目的的运动时间应比一般健身时间长，每天应累计活动30~60min以上，每次活动时间最好不少于10 min。②肥胖者可根据减重需要咨询专业人员制订个体化运动方案。③肥胖者体重负荷大，耐热性差，参加运动应注意避免运动损伤。

4 为什么定期检测血脂很重要？

血脂异常是一类较常见的疾病，是人体内脂蛋白的代谢异常，主要包括总胆固醇和低密度脂蛋白胆固醇、甘油三酯升高和（或）高密度脂蛋白胆固醇降低等。血脂异常是导致动脉粥样硬化的重要因素之一，是冠心病和缺血性脑卒中的独立危险因素。在我国血脂异常的发生率高，还有逐渐上升的趋势，这与我国人民的生活水平明显提高、饮食习惯发生改变等原因有密切关系。进行血脂检测是发现血脂异常的有效方法，定期检测血脂对预防冠心病和缺血性脑卒中等作用重大。

血脂异常(又称高脂血症)，是指血脂水平超出了正常范围，主要有以下几种情况：血清中总胆固醇(TC)水平过高；低密度脂蛋白-胆固醇(LDL-C)水平过高；高密度脂蛋白-胆固醇(HDL-C)水平过低；甘油三酯(TG)水平过高。

定期检测血脂健康要求：

（1）20岁以上的成年人至少每5年测量一次空腹血脂，包括总胆固醇（TC），低密度脂蛋白胆固醇（LDL-C），高密度脂蛋白胆固醇（HDL-C）和甘油三酯（TG）的测定。

（2）对于缺血性心血管病及其高危人群，应每3~6个月测定1次血脂。

（3）以下人群为血脂检查的重点对象：①已有冠心病、脑血管病或周围动脉粥样硬化病者。②高血压、糖尿病、肥胖、吸烟者。③有冠心病或动脉粥样

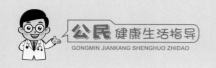

硬化病家族史者，尤其是直系亲属中有早发冠心病或其他动脉粥样硬化性疾病者。④有皮肤黄色瘤者。⑤有家族性高脂血症者。

5 为什么定期测量血压很重要？

高血压是导致心脏病、脑血管病、肾脏病发生和死亡的最主要的危险因素。早期高血压通常无症状，定期监测血压有助于了解血压水平，早期发现高血压。在未服用抗高血压药物的情况下，非同日 3 次测量，收缩压均 ≥ 140 mmHg 和（或）舒张压 ≥ 90 mmHg 者，可确诊为高血压。

定期测量血压应做到：

（1）正常成年人至少每 2 年测量 1 次血压。

（2）35 岁以上成人提倡每年第 1 次去医院就诊时测量血压。

（3）高血压易患人群 [血压（130~139）/（85~89）mmHg] 每 6 个月测量 1 次血压。

（4）血压的测量应使用合格的水银柱血压计或符合国际标准的上臂式电子血压计。

（5）测压前至少休息 5min，取坐位，保持安静，不讲话，肢体放松。袖带大小合适，紧缚上臂，袖带与心脏处于同一水平面上。

18 岁以上成人的血压水平和分级

类别	收缩压（mmHg）	舒张压（mmHg）
正常血压	< 120 和	< 80
正常高值	120~139 和（或）	80~89
高血压	≥ 140 和（或）	≥ 90
1 级高血压（轻度）	140~159 和（或）	90~99
2 级高血压（中度）	160~179 和（或）	100~119
3 级高血压	≥ 180 和（或）	≥ 110
单纯收缩期高血压	≥ 140 和	< 90

在未用抗高血压药情况下，血压水平 ≥ 140/90mmHg 即为高血压；患者收缩压与舒张压属不同级别时，应按两者中较高的级别分类；患者既往有高血压史，目前正服抗高血压药，血压虽低于 140/90mmHg，仍然诊断为高血压。

推荐的目标血压

类别	血压
普通人群	< 140 / 90 mmHg
中、青年	达到理想或正常水平（120 / 80 mmHg 或 130 / 85mmHg）
糖尿病患者	< 130 / 80 mmHg
慢性肾脏疾病	< 130 / 80 mmHg（蛋白尿 >1g/d，125 / 75mmHg）
老年人	< 140 / 90 mmHg

临床意义：

（1）血压水平与心血管疾病的危险呈连续相关，血压越高，危险越大。

（2）即使在正常血压范围内，血压较低，心血管疾病的危险也降低。

（3）高血压治疗的临床获益，主要来源于有效血压的控制。

6 为什么早发现糖尿病的高危人群很重要？

糖尿病是一组以高血糖为特征的代谢性疾病。高血糖则是由于胰岛素分泌缺陷或其生物作用受损，或两者兼有引起。糖尿病是患者体内长期存在的血糖异常升高，导致各个组织和器官，特别是眼、肾、心脏、血管、神经的慢性损害、功能障碍。糖尿病可分为 1 型、2 型、其他特殊类型及妊娠糖尿病 4 种。长期血糖控制不佳的糖尿病患者，可伴发各种器官，尤其是眼、心、血管、肾、神经损害或器官功能不全或衰竭，导致残废或者早亡，对健康危害严重。糖尿病患者可能出现的症状包括：口渴和口干、多饮、多尿、多食、

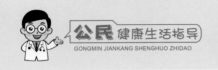

体重下降（上述症状就是常说的"三多一少"）、疲倦和视力模糊。但有些 2 型糖尿病患者很少有症状或根本没有症状。因此诊断糖尿病必须依靠血糖测定。符合以下任何 1 个条件的人，可以诊断为糖尿病：①有糖尿病症状者，同时任何时间血糖 ≥ 11.1mmol/L (200mg/dL)。②空腹血糖（FPG）≥ 7.0mmol/L (126mg/dL)。③口服葡萄糖耐量试验（OGTT）2h 血糖水平 ≥ 11.1mmol/L (200mg/dL)。

超重、肥胖者，高血压患者、血脂异常，静坐生活方式，有糖尿病家族史，有妊娠糖尿病史或巨大儿分娩史，年龄 ≥ 40 周岁等几大类人群为糖尿病的高危人群。糖尿病的高危人群发生糖尿病的危险性比较高，越早发现就越能更好地预防控制后期危害。

7 为什么防治心血管疾病的关键是预防和控制各种危险因素？

心血管疾病的发生是多种不良因素长期共同作用的结果。危险因素包括高血压、高血脂、吸烟、酗酒、糖尿病、缺乏运动、不良情绪、超重及遗传因素等。这些危险因素可损伤血管、引起代谢紊乱、加重心脏负担，增加心血管疾病的发病风险。同时，寒冷刺激和情绪过于激动会引起血管收缩、血压升高，容易形成血栓，诱发心脑血管疾病。中国每年死于冠心病者约 300 万人。积极防治上述危险因素，是减少心血管疾病发生的根本。

积极预防和控制心血管疾病的各种危险因素要做到：

（1）预防和控制高血压。

（2）预防和控制高血糖。

（3）养成合理膳食习惯，少吃高能量、高脂肪、高盐食物，多吃新鲜蔬菜和水果。

（4）戒烟限酒。已有高血压、糖尿病、心脑血管疾病的患者不宜饮白酒。

（5）适度运动，避免过度劳累。

（6）注意身体保暖与气温变化，保持心态平和，避免情绪过于激动。

（7）定期进行健康体检，35 岁以上成年人每年进行一次全面的健康体检。

8 糖尿病患者如何更好地预防新冠肺炎？

《新型冠状病毒感染的肺炎诊疗方案（试行第五版）》中明确提及："人群普遍易感，老年人以及有基础疾病者感染后病情较重，并且死亡病例多见于上述人群"，由此可见糖尿病人群一经感染，病情发展会更加迅速，预后也往往更加严重。

糖尿病患者（尤其是病程较长、血糖控制不佳）较一般人群更易发生感染。首先，高血糖状态相比于健康人群，糖尿病患者 IgG 有明显降低，免疫功能发生改变，导致免疫力下降，并且易合并感染或感染扩散。其次，胰岛素缺乏，会导致免疫功能下降。最后，糖尿病患者易发生代谢紊乱，导致细胞及体液免疫应答作用减弱。因此，在新冠肺炎疫情期间，糖尿病患者更应注意血糖控制及自我防护。

（1）保持良好的血糖控制。对于糖尿病患者来说，保持血糖的长期稳定是重中之重，因此在疫情期间，也务必遵照医嘱，坚持使用降糖药物。

（2）合理营养。糖尿病患者的食物选择应尽量做到多样化，建议以谷类为主，粗细搭配，多吃蔬菜水果，兼食畜禽鱼蛋、奶类、大豆坚果类等，少油少盐。

（3）规律运动。对于糖尿病患者来说，即便居家，规律的运动也必不可少，运动方式可以选择室内快走、保健操、太极拳等，运动不宜过于剧烈，并且在有条件的情况下，应监测运动前后的血糖变化。

（4）出门戴口罩。如需外出，务必正确佩戴医用防护口罩或外科医用口罩。

（5）勤洗手。勤洗手（延长洗手时间）与戴口罩同样重要。

（6）消毒。应对工作及家庭环境进行定期消毒，可选消毒剂包括乙醚、75% 乙醇、含氯消毒剂、过氧乙酸和氯仿，但氯己定不可使用，购买消毒液时应仔细分辨。

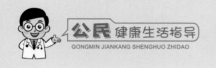

（7）提倡吃熟食。新冠病毒在 56℃，30min 环境下即可被灭活，因此提倡大家吃熟食。

9 高血压患者如何更好地预防新冠肺炎？

疫情期间，由于处于防病的紧张状态，疾病治疗、管理和生活作息规律被打乱，容易加重高血压的病情，引起不良后果。因此，高血压患者在这段时间内，若能加强疾病治疗和自我管理，可以更好地预防新冠肺炎。

（1）坚持规范治疗。高血压的并发症严重、治疗方案复杂，患者应严格按照医生的治疗方案持续治疗和管理高血压。要备齐药物，按时足量服药。不自行更改药物，不停药。

（2）主动接受社区治疗管理。已在社区卫生服务机构接受管理的患者，尽量通过微信、电话、手机 APP 等方式，与管理医生团队保持联络，规范治疗和管理高血压。还没有在社区管理的高血压患者，尽量与就近的社区卫生服务中心联系，主动参加社区高血压患者管理，方便看病、取药、获得健康咨询和指导。尽量减少去医院的次数，以降低感染机会。

（3）规范自我监测血压，主动科学就近就医。定期监测血压，如血压控制不满意，或与平时相比，自感病情加重，应及时联系社区医生远程调整用药方案，如通过远程调整效果欠佳，则应在做好个人防护的条件下前往医院就诊。高血压合并糖尿病的患者要同时自我监测血糖。

出现意识丧失或模糊；血压突然和显著升高（一般 ≥ 180/120 mmHg）伴剧烈头痛、恶心呕吐、视力模糊、眼痛或突发言语障碍和（或）肢体瘫痪等；持续性胸背部剧烈疼痛；下肢水肿，呼吸困难，或不能平卧；胸闷、胸痛伴大汗或窒息感，持续不能缓解；尿中出现大量泡沫，或出现血尿，或在饮水量无改变的条件下，尿量突然显著减少；其他影响生命体征的严重情况，如意识淡漠伴血压过低或测不出、心率过慢或过快，突发全身严重过敏反应等严重情况，应立即拨打 120 联系急救车紧急送医救治。

10 癌症患者如何更好地预防新冠肺炎?

肿瘤患者由于疾病本身、手术、放化疗治疗等原因,身体处于特殊免疫状态下,是新型冠状病毒的易感人群,较正常人群更易感染新型冠状病毒,且感染后预后差,病死率高。癌症患者预防新冠肺炎要做到:

(1)**有相关疫区接触史的肿瘤患者。** 肿瘤患者在 14d 内有本地病例持续传播地区的旅居史;14d 内曾接触过有本地病例持续传播地区的发热或有呼吸道症状;有聚集性发病或与新型冠状病毒感染者有流行病学关联的情况下,建议暂时不要前往肿瘤专科就医,需要居家隔离 14d 后再行就诊。强烈建议不要隐瞒病史及接触史,避免给患者本人和家属以及他人带来巨大健康风险。

(2)**有发热症状的肿瘤患者。** 对于 72h 内有发热症状的肿瘤患者,建议前往当地综合医院发热门诊进行就诊排查,确诊为符合病例定义的疑似病例后,应立即在具备有效隔离条件和防护条件的定点医院进行隔离治疗,肿瘤疾病相关问题可经肿瘤专科医生会诊后综合诊治。对于明确排除新冠肺炎的普通发热患者,建议前往综合医院感染科系统诊治,待病情平稳后转入肿瘤专科进行抗肿瘤治疗。对于由肿瘤放化疗等抗肿瘤治疗后因免疫状态下降导致发热感染的患者,建议肿瘤专科联合感染科、呼吸内科等多学科会诊后进行系统综合治疗。

(3)**拟行手术肿瘤患者。** 对于近期内不影响身体健康的良性肿瘤患者和经综合治疗处于恶性肿瘤缓解期的患者,建议适度暂缓手术治疗;对于进展期恶性肿瘤患者,应在全面详细评估患者身体状态及手术风险后,在风险可控的条件下开展手术治疗;对于恶性肿瘤危重或恶性肿瘤严重并发症需要急诊手术的患者,应在充分评估患者免疫状态及充分保证术后辅助治疗安全的前提下开展手术治疗,治疗期间建议加强传染病防护,确保患者围手术期安全。

(4)**拟行化疗肿瘤患者。** 对于身体状态正常的恶性肿瘤患者,应再次详细评估化疗风险后进行系统化疗,同时避免化疗后免疫状态低下;对于年老体弱、多次化疗免疫状态欠佳的患者,建议在提升免疫能力至正常状态后进行化

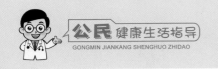

疗治疗，在不明显影响疗效的情况下，可以适度减少化疗药物剂量和（或）延长化疗周期；对于术后辅助化疗或肿瘤缓解期化疗患者，建议在确保不影响肿瘤预后的前提下适度延缓化疗。

（5）肿瘤复查患者。对于恶性肿瘤常规复查患者，建议在不影响疾病预后的前提下延缓复查；复查提倡网络会诊，建议门诊复查，尽量避免住院复查；复查过程中尽量简化复查程序及手段，减少在院时间。

（6）肿瘤患者如何就医。建议患者就近就诊，减少长途奔波，尤其应尽量避免跨市、跨省等跨地域就诊；就医尽量乘坐私家车或出租车，尽量避免乘坐火车、地铁、公交车等人员密集的交通工具；就诊时尽量减少陪同人员数量，全程戴口罩，注意个人卫生，勤洗手；注重社会公德，不随地吐痰，废弃口罩不随意丢弃。

（7）肿瘤患者的饮食建议。每日摄入高蛋白食物，保证营养充足；补充新鲜果蔬，达到膳食平衡；适量多饮水，每天不少于 1500mL；规律作息并充分保证睡眠时长；根据个人具体情况，开展适合的体育锻炼。

11 心脑血管疾病患者如何更好地预防新冠肺炎？

新冠病毒肺炎不但损害肺脏，而且损害心脏。心血管病患者一旦被感染将会出现严重后果。心脑血管疾病患者预防新冠肺炎要做到：

（1）按预防新冠肺炎原则，做到少出门、不聚会、戴口罩、勤洗手、常通风、正规消毒等。

（2）按照医嘱，按时吃药，规范治疗，切不可找任何理由减药，停药。

（3）监测血压和血糖以及心率。规范监测血压及血糖，有心脏病的人还需监测心率，确保心率在休息时为 60~80 次 /min。

（4）坚持健康生活。长期坚持戒烟戒酒，低盐低油低糖饮食，控制体重，适量运动，不要熬夜，保持好的心情。这样既能控制病情加重，也能提高免疫力和抵抗力，利于预防新冠肺炎，一举两得！

12 慢阻肺患者如何更好地预防新冠肺炎？

慢阻肺患者本身免疫力较差，更容易受到病毒的侵害。秋冬季是慢阻肺的高发季，患者很可能因慢阻肺急性发作而需要入院治疗，这就增加了感染的机会。慢阻肺患者预防新冠肺炎要做到：

（1）新冠肺炎期间，患者尽量不要去医院开药，如果家中没药了，最好让年轻的儿女、家人代劳。

（2）需要去医院就诊要做到：①为避免交叉感染，无紧急就诊需求者最好等疫情稳定后再择期去医院就诊。②尽量选择预约方式就诊，目前大多数医院都开通了微信或支付宝预约，避免在医院长时间等待。③门诊就诊患者及陪同家属一定要自觉规范佩戴口罩，所有患者及陪同家属进入各门诊前均需接受体温检测。减少陪诊人员，最好只有 1 个陪诊人员。就诊时不要着急，自觉维持良好就诊秩序，做到一室一医一患。④凡有以下情况者，需到发热门诊就诊：体温 37.3℃以上，同时伴咳嗽等呼吸道症状者。体温 37.3℃以上或有呼吸道症状，并有下列情况之一：发病前 14d 内有疫情高发地旅行史或居住史；发病前 14d 内曾经接触过来自疫情高发地的发热或有呼吸道症状的患者；身边有多名人员发热。⑤对长期服用固定药物的慢性病患者，根据病情需求，取药量可以放宽至 3 个月。一般药品在用完前的 14d 可以开具下次处方。⑥因疫情防控工作影响，已预约的专家可能因临时工作调整不能出诊，就诊前应密切留意医院公告，或者看同等级别专家。

13 孕产妇如何预防新冠肺炎？

准妈妈一旦不幸感染新冠肺炎，不仅会威胁自身健康，甚至可能会传染给宝宝。所以，无论是准妈妈还是新手妈妈，预防新冠肺炎就显得尤为重要。

（1）准妈妈要做好自我防护，尽量减少外出。准妈妈们要尽量居家休息，减少外出频次。如果不得已外出时，一定记得戴口罩，回家后立刻洗手，家里

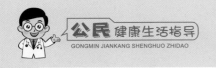
保持通风，每日 2 次，每次 30min 以上。居室要做到科学规范消毒。

（2）保障作息规律和丰富的营养。准妈妈居家隔离期间，虽然空间有限，但还需多走动来增强体质。同时还要均衡营养，清淡饮食，避免过度进食，做好体重控制。作息规律、睡眠充足，避免过度疲劳，提高自身免疫力，才是避免被感染的最重要手段。

（3）优先做必须做的、急需的医疗检查和医疗操作。在当前疫情期间，产检的主要原则是尽量省去不必要的检查。彩超和唐筛等重要检查项目必须做。可以线上咨询医生，哪些是必须要做的排查畸形的关键性指标。15~20 周时必须进行唐筛检查，只要在这个时间段进行就可以。如果准妈妈是合并有妊娠合并症或并发症的高危产妇，要听从医生的建议进行严格规律的产检，不要因为害怕感染而不去。产检时，要提前预约，做好防护，尽量缩短在医院停留的时间。

（4）要做好自我监测，出现异常及时就医。居家隔离期间，准妈妈每日除了测量体温，还要注意体重的变化，有无呼吸道感染症状，定期监测胎动。如果出现异常情况，如头痛、视物不清、心慌气短、血压升高、阴道出血或流液、异常腹痛、胎动异常等，或者是出现分娩征兆时，一定要及时就医，千万不要因恐惧、担忧而延误。对临近预产期且建档机构为新冠肺炎救治定点医院的准妈妈，应及时获知医院最新的消息，不要增加心理焦虑感。另外，如果准妈妈出现发热、乏力、干咳等症状且有流行病学史，要及时到发热门诊就诊。

（5）要对宝宝做好双重防护。对产后小月龄宝宝的妈妈来讲，除了做好宝宝新冠肺炎疫情防护以外，还要做好未来宝宝健康的防护，除了接种常规防范疾病的疫苗以外，可通过尽早预约接种肺炎球菌结合疫苗来预防肺炎球菌性疾病。

14 癌症可防可治的关键措施是什么？

世界卫生组织认为，通过早期发现和充分治疗，有 1/3 的癌症可以治愈。有相当一部分癌症有警示症状，只要保持警惕，及时就诊，就可以早期发现。越早发现，就能越早采取措施治好或减少危害。癌症可防可治关键措施：

（1）出现可疑症状，及时就医，及早治疗。世界卫生组织提出如下几条可能是癌症早期征兆：①发现硬结或硬变，例如乳房、皮肤等；②疣或黑痣有明显变化；③持续性消化不正常、声音嘶哑、干咳及吞咽困难；④鼻、耳、膀胱或肠道不明原因的出血，月经期外出血；⑤不愈的伤口，不消的肿胀；⑥原因不明的体重减轻。

（2）成年已婚女性应定期开展乳腺癌自查和接受乳腺癌筛查（根据医生建议选择乳腺钼靶 X 线摄片或乳腺超声检查）。自查时间为每月 1 次，在月经周期结束后 1 周左右进行。自查方法：①脱去上衣，面对镜子，查看乳头有无溢液、皮肤皱缩、凹陷、乳头回缩，双侧乳头水平是否一致、轮廓有无变化。②抬起左臂，右手食指、中指、无名指并拢，以指腹轻按左侧乳腺各区，触感有无肿块，注意不要用手指抓捏。③按上述方法检查右侧乳腺。④仰卧，左臂上举过头，左肩下垫 1 个小枕头，按②、③步骤再检查一遍，如发现肿块、结节等异常情况，应及时到肿瘤专科医院就诊。

（3）有性生活史的成年女性应定期接受宫颈癌细胞学涂片筛查。

（4）中年或中年以上的患者（尤其是家族中有患大肠癌或有肠息肉者），近期出现原因不明的血便或排便习惯的改变，或原因不明缺铁性贫血时应进行大肠癌相关检查。

15 养宠物应如何做好防病措施？

狂犬病是由狂犬病毒引起的一种急性传染病，主要在动物间传播。人类主要通过带病毒的犬、猫等动物咬伤或抓伤后感染。狂犬病毒在伤口处停留的时间大约为 12h，随后侵入机体组织。一旦被狂犬咬伤，越早处理越好。

养宠物防病应做到：

（1）为家犬接种狂犬病疫苗。

（2）在抚摸狗前，先让它嗅嗅你。对于婴儿或低年龄儿童，最好不要拥抱或亲吻狗。

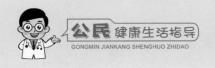

（3）避免与狗对视。

（4）接近狗时保持冷静，不要从狗身边跑过，并且不要用跑来摆脱狗。

（5）不要试图阻止 2 条正在相互撕咬的狗。

（6）不要随意招惹猫、狗等动物，学会识别狗发怒的信号：龇牙露齿、向人吼叫、尾巴下垂、耳朵后倒、身体僵硬、毛发直立等。

（7）如果被狗攻击，最好原地双脚并拢站立，用手臂保护好脸部和颈部。如果是躺着时被狗攻击，要马上站起来，用手护住耳朵并使脸部朝下，别动。

（8）被狗、猫等咬、抓伤后，立即用肥皂水或清水彻底冲洗伤口至少 15min，然后用 2%~3% 碘伏（酒）或 75% 酒精涂擦伤口。应尽快就诊，由医生结合既往免疫情况进行伤口处理和免疫接种。

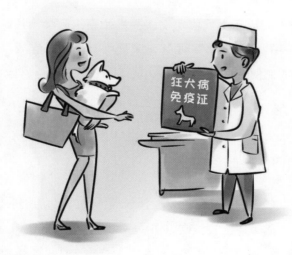

第 8 章

科学用药
合理就医

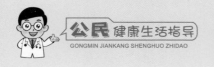
1 怀疑自己感染了新型冠状病毒怎么办?

新型冠状病毒肺炎疫情从湖北武汉爆发后,向全国流行。怀疑自己是否感染了新型冠状病毒肺炎,可以从 3 个方面做初步判断。

(1)**看接触史**。近 2 周内是否去过有本地病例持续传播的地区;是否曾接触过以上地区的发热或有呼吸道症状的患者;是否有与新型冠状病毒感染者的接触史。

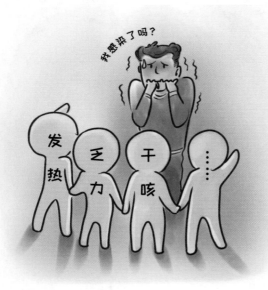

(2)**看症状**。新型冠状病毒肺炎以发热、乏力、干咳为主要表现,少数患者伴有鼻塞、流涕、腹泻等症状。重症病例多在 1 周后出现呼吸困难,严重者快速进展为急性呼吸窘迫综合征、脓毒症休克、更难以纠正的代谢性酸中毒和出凝血功能障碍。如果出现呼吸道症状、发热、畏寒、乏力、腹泻、结膜充血等症状者,需要及时就医排查。

(3)**看体温**。如果体温异常,先到社区医院检查,并继续检查体温动态变化。如果进一步恶化,可以到定点医院做进一步检查。体温轻度升高,无其他症状者,可以在家观察。

如果怀疑自己感染了新型冠状病毒,不要去人员密集的地方,戴上口罩,与家人保持好距离,注意通风,注意个人卫生,到就近的定点救治医院发热门诊就诊。就诊时主动告诉医生接触过哪些人,配合医生开展调查。

2 新冠病毒肺炎用药治疗有哪些问题？

新冠病毒肺炎是由冠状病毒变异产生的新型冠状病毒引起的，用药治疗时出现了许多问题，澄清这些问题对预防和治疗有很大帮助。

（1）目前针对新型冠状病毒肺炎有无特效药物和疫苗？

目前无特效药，只能对症支持治疗。针对新型冠状病毒肺炎，药物和疫苗的研发都在进行中，同时国家也在对一些中药进行观察研究。

（2）喝板蓝根可以预防新型冠状病毒吗？

不可以。板蓝根适用于对风热感冒等热性疾病的治疗，对冠状病毒无效，板蓝根性寒、味苦，健康人过多服用板蓝根还有可能出现副作用，危及人体健康。

（3）维生素 C 可以预防新型冠状病毒吗？

不可以。维生素 C 可帮助人体维持正常免疫功能，但不能增强免疫力，也没有预防和抗病毒的作用。相反的，长期、大剂量服用维生素 C 会增加肾脏负担。

（4）抗病毒药物（奥司他韦、利巴韦林）可以治疗新型冠状病毒吗？

不可以。常见的抗病毒药物和奥司他韦治疗多种流感病毒有效，但不能治疗新型冠状病毒感染利巴韦林（病毒唑）对呼吸道合胞病毒、鼻病毒等呼吸道感染的常见病毒有抑制作用，但对新型冠状病毒没有疗效。相反的，过多使用该药物，有导致病毒产生耐药性突变的可能，千万不能滥用。

（5）吃抗生素可以预防新型冠状病毒吗？

不可以。新型冠状病毒肺炎病原体是病毒，而抗生素针对的是细菌。若以预防为目的，错误使用抗生素可能会增强病毒的耐药性。

3 中医药有预防新冠肺炎的作用吗？

为充分发挥中医药在应对新冠肺炎中的作用，积极开展中医药防治呼吸道传染病有关工作，陕西省卫健委组织中医药救治专家研究拟定并印发了《陕

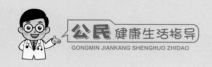
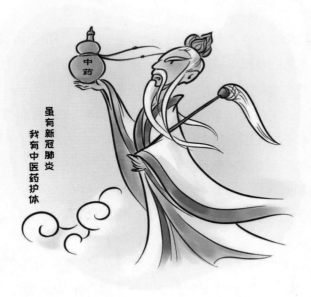

西省新型冠状病毒感染的肺炎中医药预防方案》（以下简称《预防方案》）（因新冠肺炎的防治方法正在不断研究探索中，以政府最新发布的相关文件为准）。

《预防方案》的预防方药分为成人处方和儿童处方。成人处方为：生黄芪15g、炒白术10g、防风6g、炙百合30g、石斛10g、梨皮30g、桔梗10g、芦根30g、生甘草6g。用法：将药物用凉水浸泡30min，大火熬开后改用小火煎15min，煎煮2次，共取汁400mL，分早晚2次服用，连服3~5d。儿童处方为：生黄芪9g、炒白术6g、防风3g、玄参6g、炙百合9g、桔梗6g、厚朴6g、生甘草6g。用法：是将药物用凉水浸泡30min，大火熬开后改用小火煎15min，煎煮2次，共取汁50~100mL，每日分2~3次口服，连服3~5d。

《预防方案》提出的食疗方案为：可适量食用荸荠、百合、莲藕、雪梨、银耳、山药、山楂等；可适量饮用白茶、茉莉花茶、金银花等。生活调摄方法为：避免暴饮暴食，忌食生冷油腻食物，忌过食温补类，如牛羊肉、油炸食品、辛辣等食物，避免食用野生类动物食品；注意保持心态平和，避免熬夜，保证充足睡眠；注意室内通风换气，室温不宜过高；少去人员聚集、空气污浊的场所，戴口罩、勤洗手；可选八段锦、太极拳、广播体操等小幅度有氧运动；不宜剧烈运动，避免过汗耗气。

4 如何看病更有效？

医疗康复要求医生、患者、家属、社会都应该从现代的医学模式中树立合理的治疗观念。既关注生物医学模式下躯体疾病的治疗，也关注心理和社会适应能力，力求疾病尽快康复。更有效地看病应做以下准备：

（1）医患双方共同参与医疗活动。在治疗活动中，患者不再处于被动地位，而是主动地与医生合作，主动地参与到诊治活动中，提供自己的各种情况，帮助医生做出正确的诊断，同时还可以与医生共同商讨诊治方案，共同为治疗努力。

（2）医务工作者的治疗观应坚持以人为本的理念，积极地和患者及其家属等患方交流，积极地给予技术上的救助，同时给以关心和同情，治疗上多加沟通，增强患者战胜疾病信心。

（3）患者要树立战胜疾病的信心。积极地接受正规治疗，认真地执行医嘱。患者家属、朋友应合理地与医生交流，认真地商讨医疗决定。

（4）做好看病前的准备工作，才能更有效地看病，看病之前准备充分，能给就医带来很大的帮助。如住院治疗要带上相关证件，如身份证、医保卡、医院特别要求的卡证等。带上历史检查资料，如非初次就医，请带齐之前的检查资料，病历等。提前挂号或联系医院，可以通过网络就医平台、手机软件等方式挂号，节省排队等候的时间。

（5）正确选择医院。在看病的时候要结合自己的病症正确选择医院，坚持就近就医，一般的感冒发烧等小毛病，就选择社区医院，就近就医，方便又及时。大病就医一定要选择大型医院，不可在小医院耽误了诊治。专科医院能够提供更专业化的治疗方案，针对有些专业性强的疾病，最好选择专科医院，比如：妇科、儿科、精神科等。

（6）良好的医患合作会有好效果。医生和患者就像天平的两端，必须两边都站稳了，才能让医患关系平衡，才能把病看好。积极配合，在尊重和信任的基础上，积极地和医生讨论，表达疑虑，及时反馈治疗效果。

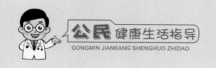

（7）全面了解治疗方案。最好和医生先沟通清楚，了解治疗方案，做到心中有数。同时，要有心理准备，治疗需要时间，身体恢复也需要时间，所以应该保持平静的心态，积极配合治疗。

5 怎样才能有助于疾病早日康复？

有助于疾病早日康复必须做到：

（1）坚信疾病的不同阶段和状态都有较好的处理办法。大多数成功康复的患者都是对未来始终抱有希望、努力坚持的人。正是坚持战胜疾病的信心，使他们走向了康复之路。

（2）积极寻求帮助。成功的患者积极寻求专业的治疗和康复办法，他们相信一定有办法，对自己和医生有信心！

（3）与病友建立康复联盟。消除医学悲观主义最有效的办法之一，是找到一个有相同问题并已康复的人互相帮助。现在许多病友联盟、抗癌俱乐部的建立，对增强患者信心，促进患者有效康复，提高患者生活质量都发挥了重要作用。

（4）与医疗专业人员形成建设性伙伴关系。成功的患者常常与支持他们寻求答案的医疗专业人员结成同盟，你需要的就是一个相信你并相信你有能力战胜疾病的专业人士，一个在你寻觅的过程中给你力量、提出一些专业建议、让你感觉不孤单的人。

（5）我们要透过疾病去探究其背后的本质。疾病提醒人们从错误中醒来。疾病能够成为引发改变的强烈刺激，或许是唯一能迫使某些人解决身体和心理深层冲突的事物，成功康复的患者通常把它当作个人成长发展的最大机会——一份真正的礼物。学会把疾病看作让你成长的礼物，可能会启动康复系统。

（6）培养自我接纳的态度。接纳自己，包括接纳使自己与众不同的所有不完美、缺点和疾病，代表了向一个更高的意愿让步。当你生病时，这种让步并不意味着放弃恢复健康的希望，相反的，它意味着接受生活中出现的一切状况，甚至疾病，以便超越它们。

（7）做出重大的生活改变时不要犹豫。许多成功康复的患者都与疾病初起时的他们大不相同。探索康复的过程使他们明白，自己必须在生活中做出重大改变，包括亲密关系、工作、住所、饮食、日常习惯等方面的改变。疾病通常迫使人们正视生活中一直被忽略不顾、以为它们会自行消失的问题和冲突。继续忽略它们往往会阻碍自愈的一切可能性，而愿意改变往往有力地预示着成功。

6 如何防止抗生素滥用？

抗菌药物滥用会产生许多危害，主要表现在产生细菌对抗菌药物产生广泛而迅速的耐药性，细菌耐药性的产生和不断增加会破坏生态环境，严重威胁人类身体健康和生命安全。引起菌群失调。应用抗菌药物（特别是广谱抗生素）在杀灭致病菌的同时，也会对体内的正常菌群产生不同程度的影响，破坏人体内微生态环境的稳定，引起菌群失调、二重感染和造成内源性感染（医院感染），增加患者的痛苦，延长住院时间，增加病死率，增加医疗费支出。引起不良反应及药源性疾病的发生，如肝、肾损害，药物性营养不良等。抗菌药物产生的不良反应大都具有渐进性、积

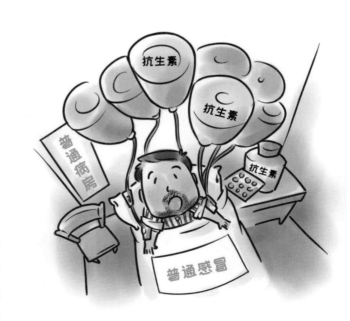

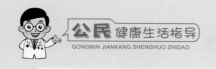

累性，故有隐蔽性，一时难以觉察，会逐渐影响患者的身体健康，严重者甚至致残或致死。

抵制抗生素滥用要做到：

（1）一定要请医生诊断明确，切勿因是"小病小痛"而擅自购买和服用抗生素，以免造成病情的延误或不良反应的发生。

（2）服用抗生素必须按照医生处方，按时定量，切忌时断时续服用。

（3）凡是口服药可以收到效果的就不要注射，能够肌肉注射的就不静脉注射。

（4）用药后要随时注意观察病情的变化，及时反馈各种异常情况。出现严重不良反应的患者要及时停药并就诊。

（5）感冒发热时不要随意使用抗生素。不是所有的发热都是由细菌感染引起的。

（6）不能认为越是新的、贵的抗生素疗效越好，每一种抗生素都有各自的适应证。

（7）不要随意应用抗菌药物预防细菌感染。

7 怎样做到安全用药？

合理用药是以当代药物和疾病的系统知识为基础，有效、安全、经济、适当地使用药物。适当性是指适当的药物、适当的剂量、适当的时间、适当的途径、适当的患者、适当的疗程、适当的治疗目标。

选择最有针对性的药物治疗疾病，并且这个药物应适合患者；即使患者自我感觉症状很严重，也不要随意加大剂量，因为这样可能会出危险，反过来，如果觉得症状好转，也不能随意减少剂量，应及时征求医生的意见；用药间隔应尽量在每天的24h内均分，并且要和作息时间协调。如果作息时间与此矛盾，可适当地调整，但间隔时间不要过短，特别是使用抗感染药时更应注意用药间隔。

每日 1 次用药不是一天内的任何时间都可以，一般不宜晚间服用，因为这样会造成夜间药效过强，导致危险又不易被发觉。

药物是饭前服还是饭后服应该根据具体情况而定。一个人得了病是用打针还是吃药的方法进行治疗，是由病情及药物的性质决定的。一般而言，危重患者多采用打针的办法，比较轻的病症或某些慢性疾病可用吃药或其他方法治疗。有些药物由于其性质决定其只有口服或只有注射剂型，有的药物采用不同给药途径的作用不一样。打针不一定比吃药好，应遵医嘱按疗程吃药。

安全合理用药要做到：

（1）服药时要遵医嘱，不要自己随便选药、停药。

（2）不要盲目听信广告，有些广告是有误导的。

（3）贵的药不一定是最适合的药。

（4）中药也有副作用。

（5）学会看药品说明书。要注意药物的适应证、不良反应、药品的保存方法等。

（6）定期清理小药箱，将过期的药品处理掉。

8 如何预防药物依赖？

药物依赖是一组认知、行为和生理症状群，尽管药物依赖的患者明白使用成瘾物质会带来问题，但还在继续使用。药物滥用和依赖是社会、心理和生物因素相互作用的结果，药物的存在和药理特性是滥用、依赖的必要条件，但是否成为"瘾君子"，还与个体人格特征、生物易感性有关，而社会文化因素在药物滥用、依赖中起到了诱因作用。

药物依赖又称药物成瘾，表现为离不开这种药物，不吃就难受，并感觉周身各种不适，只有服用这种药才自感舒服。容易成瘾的药物，最常见的有 2 类：一类是麻醉镇痛药，如吗啡、杜冷丁等；另一类是催眠和抗焦虑药，如速可眠、阿米妥和各种安定类药物（安定、安宁、利眠宁、硝基安定、舒乐

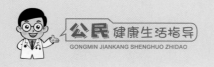

安定、氯硝安定等)。

预防药物依赖要做到:

(1)对于有成瘾性的药物,只有在有充分的理由、充分的把握确定该病对这一治疗方法反应良好时才使用,而且必须由医生开处方到正规医院取药。

(2)减少依赖药的服用剂量。应当"逐渐"减量,使身体逐步适应,切忌大幅度削减用量或完全停用,否则会由于身体无法耐受而出现戒断症状,造成一定的危险。

(3)各类心理障碍和神经症患者,对于自己的焦虑或失眠等症状,不可一味地追求药物,而应设法去除病因。心理疏导、调节生活、体育锻炼、物理治疗等均大为有益。

(4)药物依赖严重者很难自行戒除,应在住院条件下积极治疗,争取早日戒除。